Hefepilzerkrankungen

haben stark zugenommen. Immer mehr Menschen leiden unter den Folgen einer Darmbesiedlung mit krankmachenden Hefen, allen voran Candida albicans. Neben der unerläßlichen medikamentösen Behandlung ist eine geeignete kohlenhydratreduzierte Ernährung erforderlich, um den Körper von diesen (un)heimlichen Schmarotzern zu befreien.

Dieser Ratgeber erläutert die Zusammenhänge und gibt viele nützliche Tips und Informationen, die Ihnen helfen, die Diät im Alltag umzusetzen. Auf Genuß müssen Sie dabei nicht verzichten. Wir haben für Sie eine Fülle von Rezepten entwickelt, die auch Ungeübte leicht und schnell nachkochen können. Die abwechslungsreichen und raffinierten Gerichte schmecken nicht nur Betroffenen, sondern auch der Familie und Gästen.

Dr. med. Eva-Maria Kraske

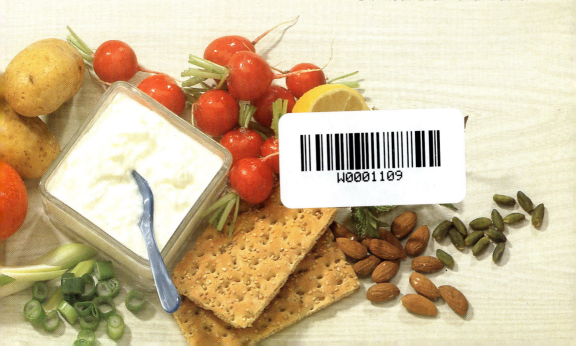

INHALT

3 Medizinische Einführung

9 Küchenpraxis

10 Nahrungsmittel-Tabellen

12 Frühstücksideen

12 Scharfes Omelett
12 Müsli mit Möhrencreme
14 Kerniges Müsli
14 Frischkorn-Müsli
15 Müsli mit Sonnenblumenkernen
16 Pistaziencreme
16 Linsencreme
16 Avocadocreme
18 Brotwaffeln
18 Kräuter-Sesam-Butter
18 Paprikacreme
19 Dinkelfladen
20 Buttermilchbrötchen
20 Roggen-Sauerteigbrot

22 Snacks für zwischendurch

22 Grünkernburger
22 Kartoffelküchlein
24 Paprikataschen
25 Broccolitörtchen
26 Italienisches Gemüse
26 Käse-Zwiebel-Brezeln
28 Gemüserauten
28 Kartoffeltörtchen
29 Radieschensülzen

30 Suppen und Salate

30 Überbackene Zwiebelsuppe
30 Rote-Bete-Suppe
32 Hühnerbrühe mit Flädle
32 Gemüsebrühe mit Grießklößchen
33 Kalte Gurken-Joghurt-Suppe
34 Kartoffel-Radieschen-Salat
34 Bunter Salatteller
34 Rettich-Möhren-Rohkost
35 Sauerkraut-Apfel-Salat
36 Zucchini-Garnelen-Salat
36 Alfalfa-Avocado-Salat

38 Hauptgerichte

38 Kartoffel-Zwiebel-Pizza
40 Lammrolle mit buntem Gemüse
41 Gedünstete Forelle
42 Grünkern-Lauch-Auflauf
44 Gemüse-Hähnchen-Pfanne
44 Gulasch Szegediner Art
45 Spargel mit Kräutersauce
46 Filet mit Meerrettichgemüse
48 Pilz-Hirse-Pfanne
48 Lauch-Quiche
49 Putenkeulen mit Bohnen
49 Chinapfanne
50 Garnelengratin
50 Zander mit Quinoa-Möhren

52 Desserts und Kuchen

52 Joghurt-Vanille-Mousse
52 Mohnflammeri
54 Teegelee mit Minzsauce
55 Gratinierter Zimtreis
56 Buttermilchtörtchen
58 Grapefruiteis
58 Mokkaeis
59 Vanilleeis
59 Halbgefrorene Mandelsahne
60 Käsekuchen
60 Apfeltarte

62 Rezept- und Sachregister

64 Wichtiger Hinweis

Wichtig: Rote Sterne oberhalb des Rezeptes zeigen Ihnen die Wertigkeit der Gerichte während der Anti-Pilz-Diät.

* Genießen Sie diese Gerichte bitte nicht jeden Tag, sondern als eine leckere Besonderheit.

** Empfehlenswerte Gerichte, bei denen Sie aber die im Rezept angegebenen Mengen an Kohlenhydraten nicht erhöhen sollten.

*** Hier dürfen und sollen Sie ohne jede Einschränkung zugreifen und sich satt essen!

Abkürzungen bei den Nährwertangaben

kJ   Kilojoule
kcal Kilokalorien
EW   Eiweiß
F   Fett
KH   Kohlenhydrate

Was sind Hefepilze?

Hefepilze sind winzige Einzeller, die sich durch Zellsprossung vermehren. Hierbei bildet die Ausgangszelle, auch Mutterzelle genannt, Ausbuchtungen (Sprossen), die nach Abspaltung zu selbständigen Hefezellen mit eigenem Stoffwechsel werden.
Zu den freundlichen und nützlichen Hefen zählen zum Beispiel die Bäcker- und die Bierhefe, ebenso die Würzhefen und die Kefirhefen. Pilzerkrankungen werden jedoch durch andere, für uns schädliche, ja sogar gefährliche Vertreter der Hefepilze hervorgerufen.

Wo leben Hefen?

Diese kleinen Zellen sind wahre Überlebenskünstler und Schmarotzer. Besonders üppig gedeihen Hefepilze in einem feuchtwarmen Milieu mit ausreichend Nahrungsangebot, wie auf Speisen, feuchten Tüchern oder anderen Haushaltsgegenständen, in Schwimmbädern, aber auch auf dem und im menschlichen Körper, besonders gut im Darm, in Hautfalten und Schleimhautnischen.
Im Darm leben die Hefepilze bevorzugt von Zucker und anderen leicht verdaulichen Kohlenhydraten.

Krankmachende Hefepilze

Bei optimaler Lebensgrundlage vermehren sich Hefepilze rasch und setzen dabei ihre Stoffwechselprodukte – Gas, Pilzgifte und Fuselalkohole – frei. Das macht die krankmachenden Hefepilze so schädlich und gefährlich für unseren Organismus.
Diese Hefepilze sind in der Lage, sich an der Haut oder den Schleimhäuten – sei dies im Bereich des Mundes, des Magen-Darm-Kanals, der Luftwege oder im Bereich der Harnwege oder Geschlechtsorgane – festzusetzen. Hefepilze können sogar die Darmzotten durchdringen und sich im Körper ausbreiten, was glücklicherweise eher selten und meist nur bei Schwerstkranken, deren körpereigenes Abwehrsystem daniederliegt, vorkommt. Kam es zu einer Besiedelung der Darmoberfläche, spricht man von einem Darmpilz. Die aus den Mutterzellen hervorgegangenen Sprossen sind kugelförmig und bilden zwischen den Darmzotten regelrechte Pilznester. Sie stören empfindlich die Darmflora und führen so zu Fehlfunktionen des gesamten Organs.
Es gibt unzählige Arten von Hefepilzen. Zu den häufigsten zählt die Gruppe der Candidahefen mit ihrem gefährlichen und häufig auftretenden Vertreter, dem Candida albicans. Dieser unter Laborbedingungen und auf Mundschleimhäuten weiß (lateinisch albicans) wachsende Pilz verursacht etwa 80 Prozent der Hefepilzerkrankungen. Andere Hefen sind: Candida krusei, Candida glabrata, Candida tropicalis und Candida parapsilosis.

Wer ist davon betroffen?

Krankmachende Hefen können dann nicht angreifen, wenn unser körpereigenes Abwehrsystem gut ausgebildet und nicht geschädigt ist.
In der heutigen Welt gibt es jedoch viele Angriffe auf unsere Abwehrkraft, sei dies durch übermäßigen Streß, Arzneimittel wie Antibiotika oder Cortisone, falsche Ernährung, Hormonbehandlungen, mangelhafte oder auch übertriebene Hygiene. Ist unser Organismus durch eine schwere Erkrankung wie Diabetes, Krebs oder Aids geschwächt, kann sich eine Pilzerkrankung leicht dazugesellen.
Eine besonders wichtige Rolle kommt den immer häufiger werdenden Allergien zu. Wird die abwehrende Funktion der Haut oder der Schleimhäute dadurch geschwächt, daß sie allergiebedingt verändert ist, sind Hefepilze schnell zur Stelle und verursachen weiteres Übel.

Welche Beschwerden treten auf?

Bei einer Vielzahl von Beschwerden und Krankheiten kann eine Hefepilzbesiedelung als Ursache oder Folge in Betracht gezogen werden, auch wenn die Erscheinungen zunächst nicht auf einen solchen Infekt hinweisen.

MEDIZINISCHE EINFÜHRUNG

MEDIZINISCHE EINFÜHRUNG

Mögliche Beschwerden und Krankheiten:

- Asthma bronchiale
- Leberbeschwerden
- Alkoholunverträglichkeit
- Magenschleimhautentzündung
- brüchige Nägel
- chronische Müdigkeit
- Darmerkrankungen
- Depressionen
- Durchfall
- Gelenkschmerzen
- Gesichtsblässe, Augenringe
- Heißhunger auf Süßes
- Juckreiz
- Konzentrationsmangel
- Migräne
- Neurodermitis
- Scheidenausfluß
- Schlafstörungen
- Schweißausbrüche
- Sexualstörungen
- Unterzuckerungen im Blut
- Verstopfung
- Haarausfall
- häufige Infektionen
- Hautkrankheiten
- Zahnkaries
- Zahnfleischrückgang
- zittrige Hände

Diese Beschwerden können einzeln oder kombiniert in völlig unterschiedlicher und individueller Ausprägung auftreten. Eben diese Vielfalt der Symptome belastet den Betroffenen über Jahre, bevor ein Arzt die Hefepilzerkrankung als Ursache der Übel erkennt. Diese Tatsache verschaffte der Pilzerkrankung den Ruf einer (un)heimlichen Krankheit.

Nachweis der Hefepilze

Wird eine Hefepilzerkrankung vermutet, kann der Arzt durch Entnahme eines geeigneten Abstrich- oder Kratzpräparates eine gezielte Labordiagnostik veranlassen. Liegt eine Mykose (Pilzerkrankung) im Bereich des Magen-Darm-Traktes vor, ist neben der genauen Befragung nach Krankengeschichte und Beschwerden und der körperlichen Untersuchung eine mikrobiologische Stuhluntersuchung unerläßlich.
Hierbei ist eine genaue Befolgung der Entnahmetechnik von größter Wichtigkeit, um die sich in »Nestern« auf dem Stuhl befindlichen Hefen nachweisen zu können. Auch sollte die Labordiagnostik unverzüglich nach Entnahme durchgeführt werden, um die Ergebnisse zu optimieren (Näheres siehe Dr. Kraske: Candida Pilzinfektionen natürlich behandeln, Gräfe und Unzer).
Sind krankmachende Hefen bereits in den Körper vorgedrungen, bildet das abwehrende Immunsystem Antikörper. In einem aufwendigen labortechnischen Verfahren lassen sich diese Antikörper durch eine Blutprobe nachweisen.

Die Behandlung der Hefepilzinfektion

Eine reine Anti-Pilz-Diät mit weitgehendem Verzicht auf Kohlenhydrate ohne den gleichzeitigen Einsatz von speziellen Medikamenten kann gefährlich für Ihren Organismus werden.
Denn krankmachende Hefen zeichnen sich dadurch aus, daß sie bei akutem Nahrungsmangel durch die Darmschleimhaut dringen und via Blutbahn im ganzen Körper auf Nahrungssuche gehen können, was zu einer Ausbreitung der Mykose führt. Deshalb ist neben der Anti-Pilz-Diät eine medikamentöse pilztötende Behandlung von etwa 14 Tagen Dauer (zum Beispiel mit Nystatin) unbedingt notwendig. In schweren Fällen können sogar im ganzen Körper wirkende »Antimykotika« notwendig werden. Die Entscheidung hierüber trifft allein der Arzt. Die Dauer der Behandlung mit einem pilztötenden Mittel sollte etwa vierzehn Tage betragen. Sechs Wochen nach Ende der Behandlung mit pilzabtötenden Medikamenten sollte eine Kontrolluntersuchung stattfinden.
Die Anti-Pilz-Diät als flankierende Maßnahme beginnen Sie zusammen mit der pilztötenden Medikation.
Zunächst jedoch muß der Grundstein für eine erfolgreiche Pilzbehandlung gelegt werden,

indem Sie sich zusammen mit Ihrem Arzt über die Ursachen der Erkrankung klarwerden. Diese müssen soweit als möglich behoben oder eingegrenzt werden. Hierbei können natürliche Heilverfahren und Arzneimittel aus dem Bereich der Pflanzenheilkunde und Homöopathie zum Einsatz kommen. Nach dieser Grundsteinlegung besteht die Behandlung aus vier beinahe gleichwertigen Bausteinen. Neben der medikamentösen Pilzabtötung (zum Beispiel mit Nystatin) ist die Neuansiedlung von Darmhelfern, also freundlichen Bakterien, unerläßlich. Hierzu stehen diverse Präparate mit gefriergetrockneten Bakterien zur Verfügung (zum Beispiel Omniflora, Paidoflor und Perenterol). Das Präparat Perenterol enthält neben den freundlichen Bakterien auch helfende Hefen und ist somit erst nach der Nystatinbehandlung einzusetzen, weil Nystatin diese nützlichen Hefen wieder zerstört. Ein gestörter Mineral- und Vitaminhaushalt kann Ursache, aber auch Folge einer Pilzerkrankung sein. Hierbei sind Eisen, Zink und Selen ebenso wichtig wie Vitamin C. Ihr Therapeut entscheidet, ob eine vitamin- und mineralstoffreiche Ernährung alleine ausreicht oder ob vorübergehend ein entsprechendes Präparat zum Mineral- und Vitaminausgleich eingenommen wird. Da dem Immunsystem bei der Pilzbekämpfung eine wichtige Rolle zukommt und da es uns vor weiteren Erkrankungen schützen soll, muß es unbedingt in die Behandlung einbezogen werden. Ob Homöopathie, Eigenblutbehandlung, pflanzliche Arzneien, Sauerstofftherapie oder vieles mehr – Ihr Therapeut wird in einer Immuntherapie das für Sie Notwendige herausfinden und gezielt vorgehen. Grundsteinlegung, Pilztötung, Darmfloraaufbau, Mineral- und Vitaminausgleich, Immuntherapie – all dies sollte unter dem großen Dach der Anti-Pilz-Diät stattfinden, flankiert von entgiftenden Maßnahmen.

Zur Entgiftung Ihrer Ausscheidungsorgane Leber, Nieren, Haut und Darm können Sie mit Hilfe von Spülungen, Bädern, Wickeln und einer Ernährungstherapie Ihrem Körper viel Gutes tun. Einiges können Sie selbst (eventuell nach Anleitung) vornehmen, für andere Anwendungen brauchen Sie die Hilfe Ihres Therapeuten oder anderer ganzheitsmedizinisch orientierter Fachleute. (Näheres hierzu in Dr. Kraske: Candida Pilzinfektionen natürlich behandeln, Gräfe und Unzer)

Die Anti-Pilz-Diät

Im Rahmen der Anti-Pilz-Diät müssen Kohlenhydrate reduziert werden. Besonders hochkonzentrierte Kohlenhydrate in Form von Zucker, Honig, Süßigkeiten, Weißmehl oder weißem Reis sind vorzügliche Nahrungsquellen für Hefen und müssen demnach im Rahmen einer antimykotischen Behandlung streng gemieden werden.

MEDIZINISCHE EINFÜHRUNG

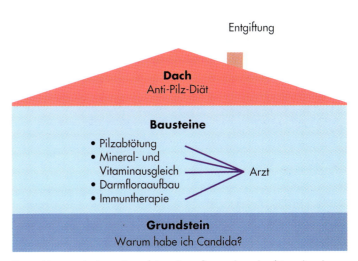

Dieses Haus symbolisiert die aufeinander aufbauende und aufeinander abgestimmte Behandlung der Hefepilzinfektion. Von der Grundsteinlegung, den einzelnen Bausteinen, über die Diät, bis hin zur Entgiftung zeigt es Ihnen den Weg zum Gesundwerden.

MEDIZINISCHE EINFÜHRUNG

So sollte Ihre zukünftige Ernährung aussehen:
- schmackhaft, abwechslungsreich, Ihren persönlichen Vorlieben angepaßt
- zuckerfrei
- kohlenhydratreduziert
- mineralstoff-, vitamin-, vitalstoffreich
- reich an pflanzlichen Faser(ballast)stoffen
- gut verdaulich zubereitet und kombiniert (zum Beispiel Trennkost)
- frei von persönlichen Allergieauslösern
- im Säure-Basen-Haushalt ausgeglichen
- alkoholfrei

Bedenken Sie immer: Sie haben dem Pilz und nicht sich selbst oder gar Ihrem Kind den Kampf angesagt! Ihre Ernährung sollte demnach Ihren persönlichen Bedürfnissen und Geschmacksvorlieben entsprechen – keinesfalls darf Verzicht im Vordergrund stehen! Damit die Behandlung von anhaltendem Erfolg gekrönt ist und dauerhafte Befreiung von lästigen, krankmachenden Darmpilzen erreicht werden kann, sollte diese Ernährungsform während der medikamentösen Behandlung von normalerweise zwei Wochen streng und in den Wochen danach weitgehend eingehalten werden. Erst wenn sich die Darmflora stabilisiert hat und einem Neuangriff von Hefen trotzen kann, dürfen Sie langsam wieder anfangen, »Verbotenes« zu essen, aber auch dann bitte in Maßen! Sie soll-ten sich ungefähr ein halbes Jahr an unsere Diätempfehlungen halten.
Ihre zukünftige Ernährung sollte den Grundzügen einer ausgewogenen, vielseitigen Vollwerternährung entsprechen.

Die Anti-Pilz-Diät bei Kindern

Für normalgewichtige Kinder sollte die Anti-Pilz-Diät nicht zur Abmagerungskur werden. Kinder müssen unbedingt ausreichend und ausgewogen ernährt werden und dürfen auf keinen Fall hungern. Machen Sie Ihrem Kind die sicher manchmal schwierigen Diätwochen durch besonders appetitlich zubereitete Mahlzeiten etwas einfacher. Gerade bei Kindern gilt: Das Auge ißt mit! Halten Sie sich dabei an »gesunde« Lebensmittel wie Gemüse, Hirse, Buchweizen und Kartoffeln. Im Rezeptteil dieses Buches finden Sie viele ansprechende Gerichte. Bevor die Behandlung der Hefepilzinfektion Ihres Kindes beginnt, sollten Sie unbedingt mit den weiteren Bezugspersonen Ihres Kindes sprechen: Erzieherinnen, Großeltern, Eltern der Freunde müssen erfahren, daß in der nächsten Zeit bestimmte Nahrungsmittel für das Kind (zum Beispiel Süßigkeiten und süßes Obst) tabu sind.

Vorsicht Zucker!

Bedenken Sie beim Zusammenstellen Ihrer Diät, daß Zucker in vielfältiger Form vorkommt und in vielen Nahrungsmitteln enthalten ist. Unsere Nahrungsmittel-Tabellen auf den Seiten 10 und 11 helfen Ihnen dabei weiter.
Zum Süßen können Sie kohlenhydratfreien Süßstoff verwenden. Er besteht aus Aspatam, Acesulfam, Cyclamat oder Saccharin. Denken Sie aber daran: <u>Süßstoff entspricht nicht den Grundsätzen einer gesunden, vollwertigen Ernährung</u> und sollte in Ihrem Alltag eine <u>Ausnahme</u> sein. Beachten Sie, daß es auch verbotene Süßstoffe gibt, und zwar Mannit, Sorbit und Xylit.
Milchzucker ist eine empfehlenswerte Alternative, denn
- er süßt,
- er schmeckt Hefen nicht,
- er fördert die freundlichen Darmbakterien,
- er reguliert die Darmtätigkeit.

Milchzuckersirup, hergestellt aus einer Tasse kochendem Wasser und vier Eßlöffeln darin glattgerührtem Milchzucker, hat die dem Milchzucker eigene körnige Struktur verloren und eignet sich nach Erkalten hervorragend zum Süßen.

Wieviel und welche Kohlenhydrate sind richtig?

In Ihrer zukünftigen Ernährung sollten Sie Vollkornprodukten den Vorzug geben und dafür während der Behandlung unbedingt Weißmehl und Weißmehlprodukte (zum Beispiel Weißbrot, Brötchen, Nudeln) meiden. Anstelle von poliertem Reis sollten Sie wenig Vollkorn-

reis oder – noch besser – Hirse zu sich nehmen.
Verfallen Sie bitte nicht dem Irrtum, daß Sie von Vollkornprodukten – zum Beispiel Brot –, Vollreis oder anderen Getreiden etwa in Form von Müsli, unbegrenzt essen dürfen. Auch hier ist Maßhalten angesagt.

Zwischenmahlzeiten

Als problemlose Zwischenmahlzeit (ob unterwegs oder zu Hause) empfehle ich Ihnen Buttermilch: Sie vertreibt den Hunger, ist Basenbildner und damit sehr günstig für Ihr Säure-Basen-Gleichgewicht.
Auch eine Handvoll Nüsse oder Kürbiskerne dürfen Sie zwischendurch knabbern. Weniger geeignet sind Äpfel (auch saure), da sie das Hungergefühl vergrößern.

Darf ich Obst essen?

Die meisten Obstsorten enthalten zuviel Fruchtzucker. Während der Pilzbehandlung sollten Sie saure Äpfel bevorzugen; Grapefruit und Zitrone dürfen Sie – allerdings in geringen Mengen – ebenfalls genießen.

Was tun bei »süßem Hunger«?

Der auch Ihnen sicher wohlbekannte Heißhunger auf Süßes ist am 2. Tag der Nystatinbehandlung am schlimmsten, da dann beim Absterben der Hefepilze Toxine frei werden und der Körper gleichzeitig nach seiner »Droge« Kohlenhydrate (sprich Süßigkeiten, Schokolade, Kuchen) verlangt.
Doch nach diesem Tag ist das Schlimmste überstanden, und diese Gelüste hören auf. Überstehen Sie diesen Tag standhaft, trinken Sie Buttermilch und Matetee. Beides vertreibt den Hunger, beide werden basisch verstoffwechselt und entgiften den Körper. Grünen Matetee können Sie ganz einfach zubereiten. Für 1 Kanne Tee genügt 1 Teelöffel Mate. Der fertige Matetee sollte heufarben sein. Im Sommer schmeckt er gut mit einem Spritzer Zitronensaft.

Essen Sie Kohl!

Weißkohl enthält Senföle, die das Wachstum von Pilzen und Bakterien hemmen und unsere körpereigene Abwehr stärken. Ob fein geraspelter frischer Kohl, als Krautsalat genossen, oder milchsauer vergorenes Sauerkraut (ohne Zusatz von stabilisierender Zitronensäure) – dieses wunderbare Gemüse ist vitamin- sowie mineralstoffreich, und im Darm wirken die Fasern wie kleine Bürstchen, die die Zotten von den lästigen Hefen befreien.

Essen nach Sünden

Ein offenes Wort vorweg: in den ersten 14 Tagen der Behandlung mit Nystatin dürfen <u>keine</u> (auch noch so kleinen) Sünden passieren. Schon ein Keks kann den Erfolg der Behandlung gefährden.
Falls es in den Wochen danach zu »Diät-Entgleisungen« kommt, ernähren Sie sich für einige Tage wirklich streng nach den Richtlinien der Anti-Pilz-Diät. Essen Sie besonders viel Sauerkraut, rohen Krautsalat, Naturjoghurt mit lebenden Kulturen, und trinken Sie Buttermilch. Seien Sie bitte mit allen Kohlenhydraten ganz besonders zurückhaltend.

Ein Wort zum Fleisch

Im Rahmen der Anti-Pilz-Diät dürfen Sie Fleisch essen – abzuraten ist jedoch generell von Schweinefleisch und Produkten aus Schweinefleisch (Wurst, Schinken, Salami!). Rindfleisch, Lamm, Geflügel dürfen Sie hingegen genießen, es sollte aber in Ihrer Ernährung nicht die Hauptrolle spielen.

Der Säure-Basen-Haushalt

Die für die Körperfunktionen optimale Säure-Basen-Mischung (pH 7,4) wird maßgeblich durch die Ernährung beeinflußt. Hierbei sind insbesondere die aufgenommenen Mineralstoffe wichtig. Wir benötigen viele Basen- und wenig Säurebildner, um das Optimum zu erreichen. <u>Viel Säure bilden</u> Zucker aller Art, tierische Eiweiße wie Fleisch, Fisch, Milch, Eier und Meeresfrüchte, Backhefen, Hülsenfrüchte, Ge-

MEDIZINISCHE EINFÜHRUNG

MEDIZINISCHE EINFÜHRUNG

treide wie Gerste, Hafer, Mais, Reis und Dinkel, Früchte mit hohem Zuckergehalt wie Bananen, Weintrauben und Mirabellen. Auch Kaffee und schwarzer Tee sind wahre »Säurefässer« für Ihren Körper.
Basenbildner sind alle Gemüse und Salate, Sprossen und Keimlinge, Buchweizen, Amaranth, Algen, besonders Spirulina, Speisepilze und Obst. Besonders zu empfehlen als Basenbildner ist Buttermilch. Halten Sie sich während der Anti-Pilz-Diät vor allem an Gemüse und Salate, seien Sie mit Obst ganz zurückhaltend, bis Sie die Pilze schachmatt gesetzt haben.
Zur Selbstkontrolle des Urin-pH-Wertes sind in Apotheken Teststreifen erhältlich.

Trennkost hilft

Bei dieser Ernährungsform werden eiweiß- und kohlenhydratreiche Lebensmittel nicht gleichzeitig genossen, um die Verdauungsarbeit zu optimieren. Es handelt sich hierbei nicht um eine Diät, sondern lediglich um die vernünftige Kombination von Lebensmitteln. Gerade bei Darmmykosen sollte jede Möglichkeit ausgeschöpft werden, den ohnehin angeschlagenen Darm zu entlasten. Und dazu kann die Trennkost wertvolle Dienste leisten. (Näheres zu Trennkost in Dr. Eva-Maria Kraske: Candida Pilzinfektionen natürlich behandeln, Gräfe und Unzer; Gabriella Plüss: Die GU-Trennkost, Gräfe und Unzer).

Leiden Sie unter einer Allergie?

Wenn ja, ist dies unbedingt zu berücksichtigen. Bei bestehender Nahrungsmittelallergie ist peinlichst darauf zu achten, daß die Allergieauslöser nicht in Ihrer Nahrung vorhanden sind, um den Darm nicht erneut zu schwächen. Wenn Sie Allergiker sind, müssen Sie bei der Zubereitung Ihrer Mahlzeiten einige Rezepte modifizieren, bestimmte Zutaten austauschen oder auch ganz weglassen.
Leider haben viele Menschen mit einer Darmmykose gleichzeitig unter Allergien zu leiden. Häufig sind Hefepilz-, Milcheiweiß-, Nickel- und Schimmelpilzallergie.
Diese Allergien schränken die Liste der Ihnen zur Verfügung stehenden Nahrungsmittel natürlich weiter ein.
Bei Hefepilzallergie sollten Sie meiden: Essig, Brottrunk, milchsaure Gemüse, Senf, Wein, Bier, Bierhefe, Würzhefe, Nahrungsmittelzubereitungen mit Hefezusatz (Gemüsebrühe, Brotaufstrich), Bäckerhefe, Vitamin- und Mineralpräparate mit Hefeanteil, hefehaltige Brot- und Kuchenprodukte, da die artverwandten Hefen zu sogenannten Kreuzallergien führen können.
Bei Milcheiweißallergie sollten Sie meiden: Milch in jeder Form – Joghurt, Käse, Butter, Sahne und alle milchhaltigen Lebensmittel.
Bei Nickelallergie sollten Sie meiden: Sojabohnen, Kakaopulver, Pekannüsse, schwarzen Tee, Rinderleber, Haferkörner, Roggenkörner, weiße Bohnen, Erbsen, Linsen, Cashewkerne, Schokolade und Konservenware.
Bei Schimmelpilzallergie sollten Sie meiden: alles Gelagerte, getrocknete Kräuter, Nüsse, Würzmischungen, gelagertes Obst und Gemüseerzeugnisse, Sprossen und Keimlinge, Schimmelkäse, gelagertes Brot, diverse alkoholische Getränke und gelagerte Müslizubereitungen, Essig (verwenden Sie Essigessenz).

Ein Wort zum Schluß

So vielfältig die Erscheinungsformen der Hefepilzerkrankungen sind, so variabel können die Behandlungs- und Ernährungsempfehlungen sein. Ich möchte deshalb keine Behandlungsmethoden oder Ernährungsweisen favorisieren oder ausschließen. Das Beschriebene entspringt meinen Erfahrungen bei der Behandlung von Mykosen und erhebt in keiner Weise den Anspruch auf Alleingültigkeit. So sind die Ernährungsempfehlungen von verschiedenen Autoren oft sehr unterschiedlich und somit leider verwirrend. Viele der folgenden Rezepte sind dem Praxisalltag entsprungen und haben sich bei der antimykotischen Therapie im Rahmen eines naturheilkundlichen Behandlungskonzeptes bewährt.

Gesund durch den Tag

Wer die lästigen Pilze verbannen möchte, sollte deren Gegner, also Weißkraut und Sauerkraut, Zwiebeln und Lauch, Rettich und Radieschen, Knoblauch, Meerrettich und scharfen Senf, Buttermilch und Naturjoghurt, häufig genießen. Noch wichtiger allerdings ist der Verzicht auf Zucker und alle zuckerhaltigen Speisen sowie auf alle Weißmehlprodukte. Jedoch ist auch Vollkorngetreide nicht in großen Mengen zu empfehlen, da es säurebildend im Körper wirkt. Genießen Sie diese Gerichte als eine leckere Besonderheit und bitte nicht jeden Tag.

Für eine ausgewogene Ernährung ist die Zusammensetzung der Nahrung sehr wichtig. Etwa 15–20 Prozent der Gesamtenergie eines Tages sollten aus Eiweiß, 20–25 Prozent aus Fett (hierbei reichlich ungesättigte Fettsäuren wählen) und der Rest aus komplexen Kohlenhydraten (möglichst ballaststoffreich) aufgenommen werden.

Frische ist Trumpf

Gemüse und Salate sollten künftig im Mittelpunkt Ihrer Ernährung stehen. Natürlich ist Frische dabei Trumpf, denn nur in frischen Zutaten stecken geballt all die wichtigen, gesunden Vitamine und Mineralstoffe, die Sie jetzt besonders brauchen. Kaufen Sie stets nach jahreszeitlichem Marktangebot – lange Lagerzeiten und Transportwege bedeuten hohe Nährwertverluste, außerdem droht dann immer eine Besiedelung mit den für Sie gefährlichen Hefe- und Schimmelpilzen. Verwenden Sie keine Konservenware, Sie tun ihrem durch den Candida-Pilz geschwächten Körper damit nichts Gutes an.

Schongang für Vitamine

Damit möglichst viele der Inhaltsstoffe all der köstlichen Zutaten Ihrer Gesundheit zugute kommen, sollten Sie diese Faustregel beachten: Alles so kurz wie möglich und so lang wie nötig waschen, putzen und garen. Die gesunden Stoffe sind empfindlich, sie verflüchtigen sich rasch. Bei Hefepilzerkrankungen ist allerdings gerade eine gute Reinigung des Gemüses und der Salate sehr wichtig, um eine Neuinfizierung zu verhindern.

Wählen Sie schonende Garmethoden, und gehen Sie mit Salz sparsam um, greifen Sie lieber zu frischen Kräutern. Darin stecken nicht nur ungeahnte Aromen, sondern auch wertvolle Inhaltsstoffe. Günstige Garmethoden sind Dünsten, Dämpfen, Garen im Bratschlauch und Bratbeutel und das Garen im Tontopf. Für all diese Garmethoden finden Sie Beispiele im Buch.

Die Rezepte in diesem Buch erfüllen die auf den ersten Seiten beschriebenen Anforderungen, um die lästigen Pilze loszuwerden. Zudem sind sie so ausgewählt, daß sie sicher der ganzen Familie schmecken, sie haben also mit einsamen, freudlosen Diäten und Gesundheitsplänen nichts gemeinsam. Die kräftigen Pilzfeinde, also Zwiebeln, Lauch, Rettich, Radieschen, Knoblauch, Buttermilch, Meerrettich, scharfer Senf und Naturjoghurt, sorgen in fast allen Gerichten für viel Geschmack und Gesundheit. Wenn Sie eigene Rezepte kreieren, sollten Sie diesen Lebensmitteln natürlich ebenfalls viel Beachtung schenken. Sie werden gewiß feststellen, wie vielseitig Sie Ihre Speisen zusammenstellen können, ohne den Pilzen neue Nahrung zu bieten. Wichtig ist dabei nur, daß Sie auf Zucker und alle zuckerhaltigen Speisen verzichten, zudem auf alle Weißmehlprodukte und weißen Reis.

Wichtig: Rote Sterne oberhalb des Rezeptes zeigen Ihnen die Wertigkeit der Gerichte während der Anti-Pilz-Diät.

* Genießen Sie diese Gerichte bitte nicht jeden Tag, sondern als eine leckere Besonderheit.

** Empfehlenswerte Gerichte, bei denen Sie aber die im Rezept angegebenen Mengen an Kohlenhydraten nicht erhöhen sollten.

*** Hier dürfen und sollen Sie ohne jede Einschränkung zugreifen und sich satt essen!

KÜCHENPRAXIS

NAHRUNGSMITTEL – TABELLEN

Sehr empfehlenswert	**Empfehlenswert**
Gemüse: Brunnen- und Gartenkresse, Chicorée, Rettich, Weißkohl, Zwiebeln	Gemüse: Knollengemüse wie Kohlrabi, Möhren, Radieschen, rote Bete, Knollensellerie Blatt-, Stengel- und Blütengemüse wie Artischocken, Sellerie, Blumenkohl, Broccoli, Chicorée, Chinakohl, Endiviensalat, Feldsalat, Fenchel, Grünkohl, Kopfsalat, Löwenzahn, Mangold, Lauch, Rosenkohl, Rotkohl, Sauerkraut, Sojasprossen, Spargel, Spinat, Wirsing, Gemüsefrüchte wie Auberginen, grüne Bohnen, Gurken, Kürbis, Paprikaschoten, Tomaten, Zucchini
Shiitake-Pilze	Pilze: Alle Pilze wie zum Beispiel Champignons, Morcheln, Pfifferlinge, Steinpilze Kartoffeln
Milchprodukte: Joghurt mit lebenden Kulturen, Buttermilch	Milch und Milchprodukte: Vollmilch, Vorzugsmilch, Sahne, saure Sahne, Dickmilch, Quark, Kefir, alle Käsesorten Nüsse, Kerne und Samen
frische Kräuter Gewürze: Knoblauch, Meerrettich, scharfer Senf (ohne Zuckerzusatz, bitte beachten!)	Gewürze: alle Gewürze, Obst- und Apfelessig Öle und Fette: Butter, ungehärtete und naturbelassene Fette; Margarine alle naturbelassenen, kaltgepreßten Öle aus Samen und Keimen wie Sonnenblumen-, Maiskeim-, Oliven-, Sesam-, Soja-, Traubenkern-, Walnuß- oder Weizenkeimöl Fleisch und Wurstwaren: Rind- und Kalbfleisch, Lammfleisch, Kaninchen, Wild, Geflügel (nur in kleinen Mengen) Fische und Meeresfrüchte Eier Süßungsmittel: Süßstoffe ohne Kohlenhydrate (Aspatam, Acesulfam, Cyclamat, Saccharin) Milchzucker
Getränk: Lapacho-Tee	Getränke: Wasser, Gemüsesäfte, Kräutertee, Mate-Tee, natrium- und kohlensäurearme Mineralwasser

In Maßen empfehlenswert	Unbedingt meiden
Hülsenfrüchte jeder Art sparsam verwenden gekeimte Hülsenfrüchte	Süßungsmittel: Zucker in jeder Form, wie weißer und brauner Zucker, Fruchtzucker, Kandis, Puderzucker, Traubenzucker, Rohrzucker, Zuckerrohrgranulat Honig, Ahornsirup, Dicksäfte Süßstoffe mit Kohlenhydraten (Mannit, Sorbit, Xylit)
Brot: nur Vollkornbrote (Sauerteigbrot, Backfermentbrot) Knäckebrot	
	Brot und Backwaren aus hellen Auszugsmehlen
Getreide: Buchweizen, Gerste, Grünkern, Hafer, Dinkel, Hirse, Mais, Zuckermais, Reis, Wildreis, Roggen, Weizen	Gebäck und Kuchen aus hellen Auszugsmehlen, mit Zucker gesüßt
Früchte: saure Äpfel, Grapefruits, Zitronen	Früchte: alle süßen Früchte wie Bananen, Aprikosen, Kirschen, Mirabellen, Pfirsiche, Pflaumen, Beeren, Trauben, Birnen, süße Äpfel, süße exotische Früchte Trockenfrüchte
	Marmeladen, Gelees, Konfitüren (auch keine Diabetikerware!)
	Weißer Reis Grieß Speisestärke Weizenkeime
	Fleisch und Wurstwaren: Schweinefleisch, Wurst aus Schweinefleisch, Schinken, Speck, Salami
	Außerdem: Gemüsekonserven Kartoffelfertigprodukte Ketchup (mit Zuckerzusatz) Sojasauce (mit Zuckerzusatz) Balsamessig
Getränke: Kaffee, schwarzer Tee (stark säurebildend, wenig trinken)	Getränke: jede Sorte Alkohol, Fruchtsäfte und -nektare, Limonaden, Colagetränke, süße Milchmixgetränke

FRÜHSTÜCKSIDEEN

Früchte und alle süßen Brotaufstriche sind jetzt tabu. Ein leckeres Müsli hingegen sorgt für Ballaststoffe und langanhaltende Sättigung. Oder Sie starten in den Tag mit einer Scheibe Vollkornbrot, mit Butter oder Margarine und Käse belegt oder mit einem pikanten Aufstrich gekrönt. Auch Eierspeisen sind ein feiner morgendlicher Genuß – Sie sehen, die Auswahl ist auch ohne Marmelade groß.

✳✳✳

Scharfes Omelett

Zutaten für 4 Personen:
1 Bund Schnittlauch
150 g Naturjoghurt
Jodsalz
weißer Pfeffer, frisch gemahlen
125 g Champignons
2 Eßl. Butter oder Pflanzenmargarine
Cayennepfeffer
1 kleine Avocado
2 Eßl. Zitronensaft
6 Eier · 150 ml Milch
3 Eßl. Haferkleie

Schnell fertig

Zubereitungszeit: etwa 20 Min.

Pro Portion etwa:
1500 kJ/360 kcal
14 g EW · 30 g F · 10 g KH

1. Den Schnittlauch waschen, abtrocknen und in feine Röllchen schneiden. Den größten Teil davon mit dem Joghurt verrühren und mit Salz und Pfeffer würzen.

2. Die Champignons waschen, putzen und in dünne Scheibchen schneiden. Mit 1 Teelöffel Butter oder Margarine in einen kleinen Topf geben und erwärmen. Den restlichen Schnittlauch dazugeben und die Mischung mit Cayennepfeffer kräftig würzen.

3. Die Avocado schälen, halbieren und entsteinen, in Spalten schneiden und mit dem Zitronensaft beträufeln.

4. Die Eier mit der Milch und der Haferkleie verquirlen und leicht salzen. Nacheinander aus der Eiermilch in einer beschichteten Pfanne in wenig Butter oder Margarine vier Omeletts backen, dabei jeweils ein Viertel der Champignons daraufgeben. Die Omeletts zugedeckt stocken lassen.

5. Die Omeletts zusammen mit dem Joghurt und den Avocadospalten anrichten.

✳✳

Müsli mit Möhrencreme

Zutaten für 4 Personen:
300 g Möhren
2 Eßl. Milchzucker
125 g Doppelrahm-Frischkäse
125 g Naturjoghurt
140 g gemischte Vollkornflocken
30 g Walnußkerne

Gut vorzubereiten

Zubereitungszeit: etwa 25 Min.

Pro Portion etwa:
1400 kJ/330 kcal
11 g EW · 17 g F · 32 g KH

1. Die Möhren waschen, putzen und schälen, würfeln und mit 2 Eßlöffeln Wasser in einen kleinen Topf geben. Zugedeckt bei milder Hitze 10–15 Minuten weich dünsten.

2. Die Möhren pürieren, das Püree mit dem Milchzucker, dem Frischkäse und dem Naturjoghurt verrühren.

3. Die Vollkornflocken mit der Möhrencreme anrichten und mit den Walnußkernen bestreuen.

> **Tip!**
>
> Rohe Vollkornflocken können schwer verträglich sein. Bekömmlicher sind sie, wenn man sie über Nacht einweicht.

Im Bild hinten: Scharfes Omelett
Im Bild vorne:
Müsli mit Möhrencreme

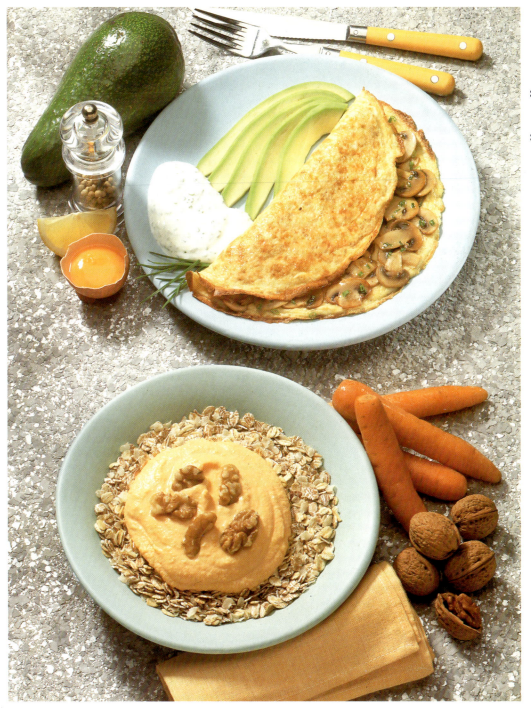

FRÜHSTÜCKSIDEEN

FRÜHSTÜCKSIDEEN

**

Kerniges Müsli

Getreide, Nüsse und auch Hülsenfrüchte enthalten Phytinsäure. Diese Säure bindet bei der Verdauung verschiedene Stoffe, die dann vom Körper nicht mehr vollständig aufgenommen werden können. Zu diesen Stoffen gehört neben Eiweiß, Kalzium und Eisen auch Zink, das gerade bei Pilzerkrankungen wichtig ist.
Wenn Sie Getreide und Nüsse über Nacht in Wasser einweichen, wird ein kleiner Teil der Phytinsäure zerstört. Zudem aber geht ein großer Teil der Phytinsäure in das Einweichwasser über und wird damit weggegossen.

Zutaten für 4 Personen:
40 g Walnußkerne
40 g Sonnenblumenkerne
40 g Kürbiskerne
100 g gemischte Vollkornflocken
500 g Naturjoghurt
3 Eßl. Milchzucker
1 Eßl. gehackte Pistazienkerne

Ballaststoffreich

Zubereitungszeit: etwa 15 Min.
(+ Einweichen über Nacht)

Pro Portion etwa:
1700 kJ/400 kcal
16 g EW · 23 g F · 31 g KH

1. Die Walnüsse, die Sonnenblumenkerne und die Kürbiskerne grob hacken.

2. Die gehackten Nüsse und Kerne mit den Vollkornflocken mischen und in einer Schüssel gut mit kaltem Wasser bedecken, zugedeckt über Nacht in den Kühlschrank stellen.

3. Am nächsten Morgen den Naturjoghurt mit dem Milchzucker verrühren.

4. Die Nußmischung gut abtropfen lassen, mit dem Joghurt anrichten und mit den Pistazienkernen bestreuen.

Tip!

Die Mischung aus verschiedenen Nußkernen und Getreideflocken stellen Sie am besten gleich für eine ganze Woche her. In verschließbaren Gläsern läßt sich das Müsli gut aufbewahren. Abends weichen Sie dann die benötigte Menge in Wasser ein.

**

Frischkorn-Müsli

Zutaten für 4 Personen:
100 g frisch geschroteter Dinkel
300 g Buttermilch
3 Eßl. Mandelblättchen
1 Eßl. ungesüßtes Mandelmus
200 g Naturjoghurt
3 Eßl. Milchzucker

Preiswert

Zubereitungszeit: etwa 15 Min.
(+ Einweichen über Nacht)

Pro Portion etwa:
1000 kJ/240 kcal
10 g EW · 10 g F · 29 g KH

1. Den Dinkelschrot mit der Buttermilch verrühren und über Nacht zugedeckt in den Kühlschrank stellen.

2. Am Morgen die Mandelblättchen in einer trockenen Pfanne goldbraun rösten, damit sie aromatischer werden.

3. Das Mandelmus mit dem Naturjoghurt und 2 Eßlöffeln Milchzucker glattrühren.

4. Den Dinkelschrot mit dem restlichen Milchzucker verrühren, zusammen mit dem Joghurt anrichten und mit den Mandelblättchen bestreuen.

Variante:
Dieses Grundrezept für ein Frischkorn-Müsli können Sie immer wieder abwandeln. Natürlich können Sie statt des Dinkels auch andere Getreidesorten verwenden, und die Buttermilch zum Einweichen können Sie einmal gegen Dickmilch oder Kefir austauschen. Verrühren Sie den Joghurt zur Abwechslung nicht mit Mandelmus, sondern mit gemahlenen Walnüssen oder mit gemahlenen Pistazienkernen. Wenn Sie Ihre Pilze bereits losgeworden sind, können Sie auch einen feingeriebenen sauren Apfel unter den Joghurt mischen.

Tip!

Nach Möglichkeit sollten Sie den Dinkel wirklich erst frisch schroten, dann stecken die meisten gesunden Stoffe darin. Wenn Sie das Getreide bereits geschrotet oder gemahlen kaufen möchten, nehmen Sie stets nur kleine Mengen mit nach Hause, die Sie rasch verbrauchen können. Lange Lagerzeit bedeutet Verlust wertvoller Inhaltsstoffe.

***

Müsli mit Sonnenblumenkernen

Keime aus Sonnenblumenkernen können Sie problemlos selbst ziehen. Achten Sie dabei aber auf größtmögliche Hygiene, und wählen Sie einen nicht zu warmen Platz zum Keimen, da die Keime sonst faulen. Die Rettichsamen behindern einen möglichen Schimmelbefall. Sie töten Bakterien ab, und sie sind zudem ein guter Pilzgegner.

Zutaten für 4 Personen:
100 g Sonnenblumenkerne
1 Eßl. Rettichsamen
3 Eßl. gemahlene Mandeln
400 g Naturjoghurt
3 Eßl. Milchzucker
2 Eßl. Mandelstifte

Trennkost

Zubereitungszeit: etwa 30 Min.
(+ Einweichen über Nacht
+ etwa 24 Std. Keimen)

Pro Portion etwa:
820 kJ/200 kcal
8 g EW · 17 g F · 3 g KH

1. Die Sonnenblumenkerne und die Rettichsamen waschen und über Nacht zugedeckt in reichlich kaltem Wasser einweichen.

2. Die Kerne und die Samen in ein Sieb abgießen und gut abtropfen lassen. Das Sieb über eine Glasschüssel hängen und mit Klarsichtfolie abdecken, die Kerne und die Samen an einem hellen Platz etwa 24 Stunden keimen lassen. Zwischendurch zwei- bis dreimal mal sehr gründlich mit kaltem Wasser spülen.

3. Wenn der Sproß etwa 1/2 cm lang ist, die Keime noch einmal gut mit kaltem Wasser abspülen und in Schüsselchen geben.

4. Die gemahlenen Mandeln in einer trockenen Pfanne goldbraun rösten, mit dem Naturjoghurt und dem Milchzucker verrühren und zu den Keimen geben. Die Mandelstifte ebenfalls in der Pfanne goldbraun rösten und über das Müsli streuen.

Variante:
Wenn Sie Ihre Pilze schon weitestgehend losgeworden sind, können Sie das Müsli durch einen sauren, grob geraspelten Apfel ergänzen.

Tip!

Zutaten und Geräte für die eigene Sprossenzucht bekommen Sie in jedem Reformhaus. Die jeweiligen Kerne, Samen oder Körner gründlich waschen und einige Stunden mit kaltem Wasser bedeckt einweichen. Praktisch dafür sind spezielle Keimgeräte, aber auch ein Einmachglas eignet sich. Die Samen gründlich waschen, wieder in das Keimgerät geben und keimen lassen. Dabei täglich 2–4mal mit kaltem Wasser durchspülen und abtropfen lassen. Wenn Sie ein Einmachglas verwenden, dieses mit dünnem Baumwollstoff (z.B. eine neue Windel) zubinden und schräg stellen, damit Wasser abtropfen kann.

FRÜHSTÜCKSIDEEN

FRÜHSTÜCKSIDEEN

***

Pistaziencreme

Naturjoghurt mit lebenden Kulturen (beachten Sie den Aufdruck auf dem Becher oder Glas!) ist einer der besten Pilzgegner und sorgt für einen gesunden Start in den Tag. Essen Sie die Creme pur oder als Aufstrich auf saftigem Vollkornbrot.

Zutaten für 4 Personen:
250 g Naturjoghurt
250 g Quark (20 % Fett i. Tr.)
40 g Pistazienkerne
3 EßI. Milchzucker
4 Scheiben Vollkornbrot
1 Prise Zimtpulver

Trennkost • Schnell

Zubereitungszeit: etwa 20 Min.

Pro Portion etwa:
720 kJ/170 kcal
12 g EW · 11 g F · 6 g KH

1. Den Naturjoghurt und den Quark in einem Sieb gut abtropfen lassen.

2. Den größten Teil der Pistazienkerne fein mahlen, mit dem Joghurt, dem Quark und dem Milchzucker verrühren.

3. Die Creme auf das Vollkornbrot streichen, mit den ganzen Pistazienkernen und etwas Zimtpulver bestreuen.

**

Linsencreme

Zutaten für 8 Personen:
1 Möhre · 1 Zwiebel
100 g rote Linsen
2 Tomaten
100 g Quark (20 % Fett i. Tr.)
Jodsalz
schwarzer Pfeffer, frisch gemahlen
Koriander, gemahlen
½ Bund Schnittlauch, in Röllchen geschnitten

Schnell

Zubereitungszeit: etwa 30 Min.

Pro Portion etwa:
270 kJ/64 kcal
5 g EW · 1 g F · 9 g KH

1. Die Möhre und die Zwiebel schälen und kleinschneiden, zusammen mit den Linsen in einen Topf geben. Etwa ¼ l heißes Wasser angießen und zugedeckt etwa 10 Minuten köcheln lassen.

2. Die Tomaten waschen, über Kreuz einritzen, zu den Linsen in den Topf geben und alles noch etwa 3 Minuten garen.

3. Die Tomaten herausheben, häuten, entkernen und würfeln.

4. Die Linsen abtropfen lassen, pürieren, mit dem Quark und den Tomaten verrühren sowie mit Salz, Pfeffer und Koriander abschmecken.

5. Die Linsencreme mit dem Schnittlauch bestreut anrichten.

***

Avocadocreme

Zutaten für 4 Personen:
75 g Champignons
2 Schalotten
½ Bund Schnittlauch
½ Bund Petersilie
1 reife Avocado
2 EßI. Zitronensaft
2 EßI. Weizenkleie
Jodsalz
schwarzer Pfeffer, frisch gemahlen

Gelingt leicht

Zubereitungszeit: etwa 20 Min.

Pro Portion etwa:
580 kJ/140 kcal
3 g EW · 13 g F · 3 g KH

1. Die Champignons waschen und putzen. Die Schalotten schälen. Die Kräuter waschen und abtrocknen. Alles fein hacken, dabei einige Champignonscheiben und Petersilienblättchen zum Garnieren zurücklassen.

2. Die Avocado halbieren und entsteinen. Das Fruchtfleisch mit einem Löffel aus den Schalen lösen und sofort zusammen mit dem Zitronensaft mit einer Gabel zerdrücken oder pürieren.

3. Das Avocadopüree mit den gehackten Zutaten und der Weizenkleie vermischen, salzen und pfeffern.

Im Bild hinten: Pistaziencreme
Im Bild Mitte: Linsencreme
Im Bild vorne: Avocadocreme

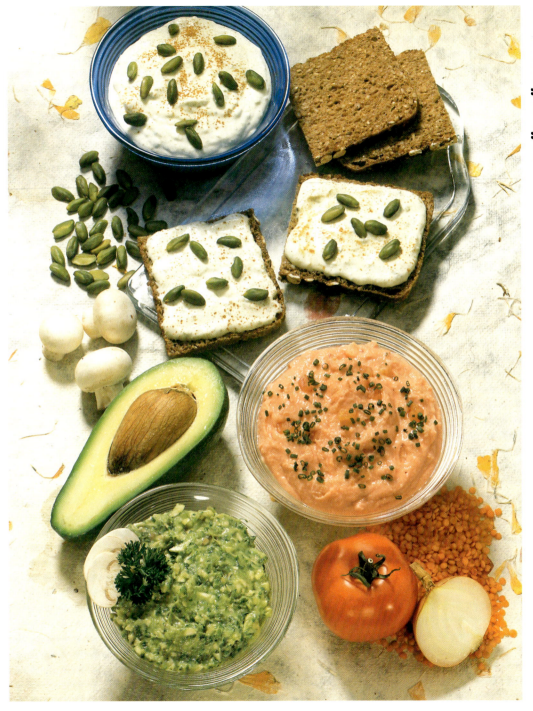

FRÜHSTÜCKSIDEEN

FRÜHSTÜCKSIDEEN

**
Brotwaffeln

Leider gibt es immer mehr Menschen, bei denen Weizen und/oder Roggen allergische Reaktionen hervorrufen. Gewöhnliche Brote und Brötchen sind für sie tabu, diese leckeren Waffeln jedoch können sie sich getrost schmecken lassen. Die Getreidemischung ist nach Geschmack und nach Verträglichkeit frei wählbar.

Zutaten für 4 Personen:
150 g frisch gemahlener Dinkel
150 g frisch gemahlene Quinoa
1 Teel. Jodsalz
Für das Waffeleisen: Öl

Ohne Hefe

Zubereitungszeit: etwa 30 Min. (+ etwa 1 Std. Quellen)

Pro Portion etwa:
1000 kJ/240 kcal
9 g EW · 2 g F · 36 g KH

1. Die Getreidemehle mit 600 ml Wasser und dem Salz glattrühren. Den Teig zugedeckt im Kühlschrank etwa 1 Stunde ruhen lassen.

2. Das Waffeleisen aufheizen und fetten.

3. Aus dem Teig nach und nach vier bis sechs dicke, goldgelbe Brotwaffeln backen. Die Waffeln auf einem Rost auskühlen lassen, damit sie nicht weich werden. Frisch schmecken sie am besten.

***
Kräuter-Sesam-Butter

Milchallergiker nehmen statt Butter Pflanzenmargarine. Kaufen Sie dabei stets ungehärtete, reine Pflanzenmargarine.

Zutaten für 6–8 Personen:
2 EßL. ungeschälte Sesamsamen
2 EßL. gemahlene Mandeln
½ Bund Schnittlauch
½ Bund glatte Petersilie
einige Zweige frischer Thymian
150 g weiche Butter · Jodsalz
schwarzer Pfeffer, frisch gemahlen

Trennkost • Schnell

Zubereitungszeit: etwa 20 Min.

Pro Portion etwa:
750 kJ/180 kcal
2 g EW · 19 g F · 1 g KH

1. Die Sesamsamen und die Mandeln in einer trockenen Pfanne goldgelb rösten, dann in eine Schüssel geben.

2. Die Kräuter waschen, trockenschütteln und hacken, mit dem Sesam, den Mandeln und der Butter verrühren, mit Salz und Pfeffer würzen.

Tip!

Butter oder Margarine können Sie immer wieder anders würzen. Kleingewürfelte, gedünstete Pilze passen ebenso wie feingehackte Krabben und etwas Dill.

***
Paprikacreme

Zutaten für 4 Personen:
150 g Doppelrahm-Frischkäse
75 g Naturjoghurt
2 EßL. Paprikamark
Jodsalz
schwarzer Pfeffer, frisch gemahlen
½ Bund Schnittlauch

Trennkost • Schnell

Zubereitungszeit: etwa 20 Min.

Pro Portion etwa:
590 kJ/140 kcal
5 g EW · 12 g F · 1 g KH

1. Den Frischkäse und den Joghurt mit dem Paprikamark verrühren, mit Salz und Pfeffer abschmecken.

2. Den Schnittlauch waschen, abtrocknen und in feine Röllchen schneiden, unter die Creme mengen.

Tip!

Auch diese Creme auf der Basis von Frischkäse und Joghurt läßt sich immer wieder abwandeln. Die Creme schmeckt nicht nur als Brotaufstrich, sondern auch als Dip für knackiges Gemüse.

**
Dinkelfladen

Zutaten für 12 Stück:
1 gehäufter Teel. Backferment (aus dem Reformhaus)
1 leicht gehäufter Teel. Grundansatz (aus dem Reformhaus, muß bestellt werden)
1 kg frisch gemahlener Dinkel
1–2 Teel. Jodsalz · 5 Eßl. Olivenöl
Zum Bearbeiten: gemahlener Dinkel

Trennkost
Kann eingefroren werden

Zubereitungszeit: etwa 1 Std.
(+ mindestens 13 Std. Ruhezeit)

Bei 12 Fladen pro Fladen etwa:
1400 kJ/330 kcal
10 g EW · 4 g F · 52 g KH

1. Etwa 300 ml heißes Wasser bereitstellen.

2. Das Backferment und den Grundansatz in wenig heißem Wasser glattrühren. Das restliche Wasser hinzufügen, ebenso 300 g vom Mehl. Alles gründlich miteinander vermengen.

3. Diesen Teigansatz über Nacht in einer ausreichend großen Schüssel (für die Sie nach Möglichkeit einen Deckel haben) an einem warmen Ort (eventuell neben der Heizung) stehen lassen. Die Schüssel mit dem Teig muß gut abgedeckt werden, da der Teig an der Oberfläche nicht trocken werden darf. Ein Tuch alleine genügt nicht!

4. Am nächsten Tag etwa 350 ml heißes Wasser bereitstellen. Das restliche Mehl zum Teigansatz dazugeben und vermengen. Das Salz in wenig Wasser auflösen, zusammen mit dem restlichen Wasser und dem Öl zum Teigansatz geben. Alles zu einem geschmeidigen Teig verkneten.

5. Den Teig gut abgedeckt an einem warmen Ort 30–40 Minuten stehen lassen. Achten Sie darauf, daß der Teig an der Oberfläche nicht austrocknet.

6. Den Teig auf der leicht bemehlten Arbeitsfläche noch einmal durchkneten, dann in 12 gleich große Portionen teilen.

7. Jede Teigportion zu einem etwa 10 x 20 cm großen Fladen ausrollen. Je drei Fladen auf ein mit Backpapier belegtes Blech heben.

8. Die Fladen mit einer Gabel mehrmals einstechen und zugedeckt noch etwa 15 Minuten ruhen lassen.

9. Den Backofen auf 200° vorheizen. Nacheinander die Fladen im Backofen (Mitte, Gas Stufe 3, Umluft 180°) etwa 15 Minuten backen.

Variante:
Wenn Sie die Fladen aus Hefeteig backen wollen, bereiten Sie diesen aus 20 g frischer Hefe, 300 ml lauwarmem Wasser, 5 Eßlöffeln Olivenöl, 1 Teelöffel Jodsalz und 500 g gemahlenem Dinkel zu. Dafür die Hefe mit dem Wasser glattrühren, mit Öl, Salz und Mehl zu einem glatten Teig verkneten. Den Teig zugedeckt etwa 1 ½ Stunden an einem warmen Ort ruhen lassen, dann in 6 Portionen teilen und wie bei dem vorhergehenden Rezept verfahren.

Tip!

Sie können den Teig natürlich auch teilen: Backen Sie aus einer Hälfte sechs Fladen, aus dem restlichen Teig formen Sie ein Brot, das Sie in einer Kastenform etwa 50 Minuten bei 200° (unten, Gas Stufe 3, Umluft 180°) backen. Das Brot hat eine schöne, lockere Konsistenz.

FRÜHSTÜCKSIDEEN

FRÜHSTÜCKSIDEEN

**

Buttermilch-brötchen

Zutaten für 8 Stück:
½ Würfel frische Hefe (etwa 20 g)
250 g Weizenvollkornmehl
½ Teel. Jodsalz
2 Eßl. kaltgepreßtes Pflanzenöl (zum Beispiel Distelöl)
175 g Buttermilch
Zum Bearbeiten:
Weizenvollkornmehl
Zum Bestreuen: Sesam- und Mohnsamen

Trennkost
Gut vorzubereiten

Zubereitungszeit: etwa 45 Min.
(+ 1 ¼ Std. Ruhezeit)

Pro Stück etwa:
550 kJ/130 kcal
5 g EW · 3 g F · 20 g KH

1. Die Hefe in eine Tasse bröckeln und darin mit 2 Eßlöffeln lauwarmem Wasser glattrühren.

2. Das Weizenvollkornmehl mit dem Hefewasser, dem Salz, dem Öl und der Buttermilch zu einem glatten Teig verarbeiten. Zugedeckt an einem warmen Ort etwa 45 Minuten gehen lassen.

3. Den Hefeteig auf der mit Mehl bestreuten Arbeitsfläche durchkneten, in acht Portionen teilen und jede zu einem länglichen Brötchen formen.

4. Die Brötchen längs etwa ½ cm tief einschneiden, auf ein mit Backpapier belegtes Blech setzen und zugedeckt noch etwa 30 Minuten gehen lassen.

5. Den Backofen auf 200° vorheizen. Die Brötchen mit Wasser bestreichen und mit Sesam und Mohn bestreuen, im Ofen (Mitte, Gas Stufe 3, Umluft 180°) etwa 15 Minuten backen.

**

Roggen-Sauerteigbrot

Zutaten für 18 Scheiben:
Am ersten Tag:
40 g Roggenvollkornmehl
1 Teel. Essig
Am dritten Tag:
100 g Roggenvollkornschrot
Am vierten Tag:
2 Teel. Jodsalz
½ Teel. Brotgewürz, gemahlen
150 g Roggenvollkornschrot
200 g Roggenvollkornmehl

Ohne Hefe
Braucht etwas Zeit

Zubereitungszeit: etwa 45 Min.
(+ 3 Tage Säuern + etwa
2 ½ Std. Ruhen + etwa 45 Min. Backen)

Pro Scheibe etwa:
330 kJ/79 kcal
3 g EW · 1 g F · 16 g KH

1. Am ersten Tag 100 ml Wasser auf knapp 40° erwärmen und in einer kleinen Schüssel mit dem Mehl und dem Essig verrühren. Die Schüssel mit einem Tuch zudecken und bei guter Zimmertemperatur (z. B. in Heizungsnähe) 2 Tage stehen lassen. Ab und zu umrühren.

2. Am dritten Tag etwa 150 ml Wasser auf knapp 40° erwärmen und zusammen mit dem Schrot unter den Sauerteig rühren. Den Teig zugedeckt noch etwa 24 Stunden ruhen lassen.

3. Am vierten Tag den Sauerteig in eine große Rührschüssel umfüllen. ⅛ l Wasser, das Salz, das Brotgewürz und das Schrot gründlich unterrühren. Nach und nach das Mehl untermengen, bis sich der Teig vom Schüsselrand löst. Den Teig zugedeckt bei Zimmertemperatur etwa 1 Stunde ruhen lassen.

4. Den Teig noch einmal gründlich durchkneten, eventuell noch etwas Mehl dazugeben. Er darf aber nicht zu fest werden. Zu einem länglichen Laib formen und auf ein mit Backpapier belegtes Blech setzen. Den Laib mit einem Spieß mehrmals tief einstechen und zugedeckt noch etwa 1 ½ Stunden ruhen lassen.

5. Den Backofen auf 200° vorheizen. Das Brot darin etwa 45 Minuten backen (unten, Gas Stufe 3, Umluft 180°). In ein Tuch gewickelt auskühlen lassen.

Im Bild hinten: Buttermilchbrötchen
Im Bild vorne: Roggen-Sauerteigbrot

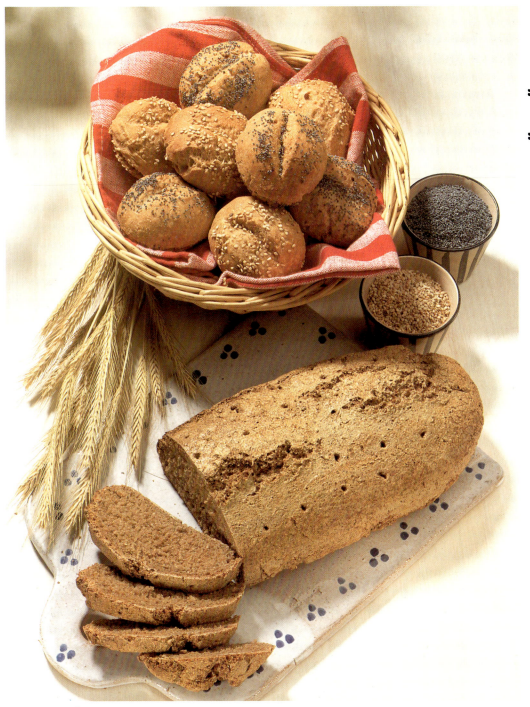

FRÜHSTÜCKSIDEEN

SNACKS FÜR ZWISCHENDURCH

**
Grünkernburger

Zutaten für 4 Personen:
1 Zwiebel
1 Möhre
2 Eßl. Pflanzenöl (zum Beispiel Sonnenblumenöl)
75 g frisch geschroteter Grünkern
150 ml Gemüsebrühe (siehe Seite 32)
1 Bund glatte Petersilie
1 Ei
Jodsalz
schwarzer Pfeffer, frisch gemahlen
1–2 Eßl. Vollkornsemmelbrösel nach Belieben
4 Eßl. Naturjoghurt
2 Eßl. scharfer Senf
4 Vollkornbrötchen
einige Blätter Eisbergsalat

Zum Mitnehmen

Zubereitungszeit: etwa 45 Min.

Pro Portion etwa:
1300 kJ/310 kcal
10 g EW · 7 g F · 48 g KH

1. Die Zwiebel und die Möhre schälen und sehr fein würfeln.

2. 1 Eßlöffel Öl in einem Topf nicht zu stark erhitzen, das Gemüse darin leicht anbraten. Den Grünkern dazugeben und kurz mit anrösten, dann die Brühe dazugießen. Den Grünkern zugedeckt bei ganz milder Hitze etwa 25 Minuten ausquellen lassen.

3. Die Petersilie waschen, abtrocknen und hacken, mit dem Ei unter die Grünkernmischung rühren. Mit Salz und Pfeffer würzen und zu vier flachen Bratlingen formen. Nach Belieben die Semmelbrösel dazugeben, falls die Masse zu feucht zum Formen ist.

4. Das restliche Öl in einer Pfanne erhitzen, die Bratlinge darin bei mittlerer Hitze von jeder Seite etwa 5 Minuten braten.

5. Den Joghurt mit dem Senf verrühren. Die Brötchen halbieren, die Hälften mit dem Joghurt bestreichen und mit Salatblättern und jeweils einem Bratling dazwischen wieder zusammensetzen.

**
Kartoffelküchlein

Zutaten für 4 Personen:
1 kleine rote Paprikaschote
1 Bund Basilikum
100 g Quark (20 % Fett i. Tr.)
150 g Naturjoghurt
Jodsalz
schwarzer Pfeffer, frisch gemahlen
400 g mehligkochende Kartoffeln
1 Bund Schnittlauch
2 kleine Eier
3 Eßl. Haferkleie
4 Eßl. Pflanzenöl (zum Beispiel Sonnenblumenöl)

Preiswert

Zubereitungszeit: etwa 40 Min.

Pro Portion etwa:
1100 kJ/260 kcal
11 g EW · 14 g F · 24 g KH

1. Die Paprikaschote halbieren, entkernen und vom Stielansatz befreien, anschließend sehr klein würfeln. Das Basilikum waschen, abtrocknen und hacken. Beides mit dem Quark und dem Joghurt verrühren, mit Salz und Pfeffer abschmecken.

2. Die Kartoffeln schälen und fein raspeln, mit den Händen sorgfältig ausdrücken. Den Schnittlauch waschen, abtrocknen und in feine Röllchen schneiden.

3. Die Kartoffeln mit dem Schnittlauch, den Eiern und der Haferkleie vermengen und mit Salz und Pfeffer würzen.

4. Das Öl in zwei Pfannen nicht zu stark erhitzen. Aus der Kartoffelmasse mit zwei Eßlöffeln etwa zwölf kleine, dicke Küchlein in die Pfannen setzen und diese braten, bis sie am Rand braun werden.

5. Die Küchlein vorsichtig wenden, bei schwacher Hitze noch etwa 5 Minuten braten. Die Küchlein mit dem Paprikaquark anrichten.

Im Bild hinten: Grünkernburger
Im Bild vorne: Kartoffelküchlein

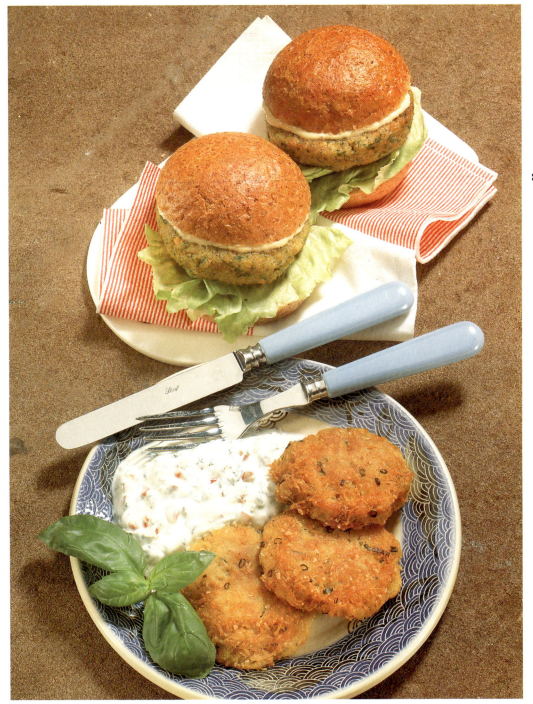

SNACKS FÜR ZWISCHENDURCH

SNACKS FÜR ZWISCHENDURCH

**

Paprikataschen

Saftig gefüllte Teigtaschen eignen sich für viele Gelegenheiten. Frisch gebacken sind sie ein köstliches Abendessen. Da sie sich gut verpacken und mitnehmen lassen, sind sie zudem ein gesunder Imbiß in der Schule oder am Arbeitsplatz, und auch fürs Picknick eignen sie sich bestens.

Zutaten für 10 Stück:
400 g Weizenvollkornmehl
Jodsalz
150 g weiche Pflanzenmargarine
1 große Zwiebel
2 Paprikaschoten
2 Eßl. Olivenöl
250 g mageres Rinderhackfleisch
2 Knoblauchzehen
einige Zweige frischer Thymian
schwarzer Pfeffer, frisch gemahlen
Zum Bearbeiten:
Weizenvollkornmehl
Zum Bestreichen: Milch
Zum Bestreuen: 3 Eßl. Kümmel
Backpapier für die Bleche

Zum Mitnehmen

Zubereitungszeit: etwa 2 Std. (davon 1 Std. Ruhezeit)

Pro Stück etwa:
1300 kJ/310 kcal
11 g EW · 18 g F · 26 g KH

1. Für den Teig das Mehl mit 1 Teelöffel Salz, der Margarine und 150 ml Wasser zu einem glatten Teig verkneten. Den Teig zugedeckt im Kühlschrank mindestens 1 Stunde ruhen lassen.

2. Inzwischen für die Füllung die Zwiebel schälen und sehr klein würfeln. Die Paprikaschoten halbieren, die Kerne und die Stielansätze entfernen. Die Schoten waschen und ebenfalls klein würfeln.

3. Das Olivenöl in einer Pfanne nicht zu stark erhitzen. Das Hackfleisch darin kurz anbraten. Den Knoblauch schälen und dazupressen, dann die Zwiebel- und die Paprikawürfel dazugeben. Alles offen bei milder Hitze etwa 10 Minuten garen.

4. Den Thymian waschen, abtrocknen und die Blättchen in die Pfanne geben, alles mit Salz und Pfeffer abschmecken und etwas abkühlen lassen.

5. Den Backofen auf 200° vorheizen. Zwei Backbleche mit Backpapier auslegen.

6. Den Teig auf der bemehlten Arbeitsfläche noch einmal durchkneten, dann in zehn gleich große Portionen teilen. Jede Portion zu einem etwa 14 cm großen Kreis ausrollen.

7. Die Füllung auf die Teigkreise verteilen und diese zu Halbkreisen zusammenklappen. Die Ränder mit einer Gabel zusammendrücken.

8. Die Täschchen auf die Backbleche legen, mit Milch bestreichen, mit dem Kümmel bestreuen und nacheinander im Backofen (Mitte, Gas Stufe 3, Umluft 180°) etwa 25 Minuten backen.

9. Die Taschen frisch gebacken servieren oder abkühlen lassen.

Tip!

Statt des Paprikagemüses können Sie die Taschen natürlich auch mit anderem Gemüse füllen. Wählen Sie ganz nach Geschmack und vor allem nach dem Marktangebot. Die Zubereitung bleibt immer gleich.

Variante:
Für fleischlos gefüllte Paprikataschen können Sie das Hackfleisch durch Tofu ersetzen. Dafür bei Schritt 3 die Zwiebelwürfel glasig werden lassen, Knoblauch und Paprika dazugeben und etwa 10 Minuten garen. Etwa 200 g kleingewürfelten Tofu dazugeben, verrühren und sehr pikant abschmecken. Sie können aber auch einfach die Gemüsemengen erhöhen und das Hackfleisch dafür weglassen.

**

Broccoli-törtchen

Gemüse und Vollkorngetreide sollten möglichst oft auf den Tisch kommen, wobei das Gemüse während der Anti-Pilz-Diät überwiegen muß. Achten Sie unbedingt darauf, nicht zu viele Kohlenhydrate aus Getreide zu sich zu nehmen.

Zutaten für 6 Quicheförmchen von 10 cm Ø:
Für den Teig:
100 g Quark (20 % Fett i. Tr.)
3 EßI. Olivenöl, kaltgepreßt
1 Eigelb
Jodsalz
schwarzer Pfeffer, frisch gemahlen
100 g Weizenvollkornmehl
1 ½ Teel. Backpulver
Für den Belag:
250 g Broccoli
Jodsalz
1 mittelgroße Zwiebel
1 Teel. Pflanzenöl (zum Beispiel Sonnenblumenöl)
1 Knoblauchzehe
2 Eier
100 g Naturjoghurt
schwarzer Pfeffer, frisch gemahlen
Muskatnuß, frisch gerieben
40 g Bergkäse, frisch gerieben
Für die Förmchen: Öl
Zum Ausrollen: Weizenvollkornmehl

Zum Mitnehmen

Zubereitungszeit:
etwa 1 ¼ Std.

Pro Törtchen etwa:
870 kJ/210 kcal
11 g EW · 12 g F · 13 g KH

1. Für den Teig den Quark mit dem Olivenöl, dem Eigelb, Salz und Pfeffer verrühren. Das Mehl mit dem Backpulver mischen und unter den Quark rühren, bis ein glatter Teig entstanden ist. Den Teig zugedeckt etwa 30 Minuten ruhen lassen.

2. Inzwischen für den Belag den Broccoli waschen und putzen, in kleine Röschen zerteilen. Wenig Salzwasser in einem breiten Topf aufkochen lassen, den Broccoli darin zugedeckt etwa 5 Minuten dünsten, dann gut abtropfen lassen.

3. Die Zwiebel schälen, klein würfeln und mit dem Öl in eine Pfanne geben, die Zwiebel glasig werden lassen. Den Knoblauch schälen und dazupressen.

4. Den Backofen auf 200° vorheizen. Die Quicheförmchen fetten. Den Teig auf der leicht bemehlten Arbeitsfläche dünn ausrollen, die Förmchen damit auskleiden.

5. Die Zwiebelmischung und dann den Broccoli in die Förmchen geben. Die Eier mit dem Joghurt, Salz, Pfeffer und Muskatnuß verquirlen, in die Förmchen träufeln. Den Käse darauf streuen und die Törtchen im Ofen (Mitte, Gas Stufe 3, Umluft 180°) etwa 25 Minuten backen.

Tip!

Sie können für die Törtchen natürlich auch tiefgefrorenen Broccoli verwenden oder Blumenkohl. Auch andere Gemüsesorten wie Möhren und Zucchini oder Lauch eignen sich.

SNACKS FÜR ZWISCHENDURCH

SNACKS FÜR ZWISCHENDURCH

***
Italienisches Gemüse

Zutaten für 4 Personen:
1 kleine Fenchelknolle
Jodsalz
150 g Schalotten
100 ml Olivenöl, kaltgepreßt
1 kleine Aubergine
2 kleine Zucchini
schwarzer Pfeffer, frisch gemahlen
4 Tomaten
6–8 Knoblauchzehen
1 EßI. Obstessig
3 EßI. Pinienkerne

Gut vorzubereiten

Zubereitungszeit: etwa 45 Min.

Pro Portion etwa:
1200 kJ/290 kcal
6 g EW · 23 g F · 16 g KH

1. Den Fenchel waschen, putzen und in Scheiben schneiden, zugedeckt in einem Topf in wenig Salzwasser knapp 10 Minuten dünsten. Gut abtropfen lassen.

2. Die Schalotten schälen und zusammen mit 2 Eßlöffeln Öl in eine Pfanne geben, die Schalotten bei milder Hitze garen, bis sie gerade weich werden.

3. Die Aubergine und die Zucchini waschen, abtrocknen und in Scheiben schneiden. Die Schalotten aus der Pfanne nehmen, wieder etwas Öl in der Pfanne erhitzen. Die Auberginen- und die Zucchinischeiben darin nach und nach von beiden Seiten ganz kurz goldbraun braten. Fertige Scheiben salzen und pfeffern und aus der Pfanne nehmen.

4. Die Tomaten waschen und ohne die Stielansätze in Scheiben schneiden, zusammen mit dem vorgegarten Gemüse auf einer großen Platte anrichten.

5. Das restliche Öl in die Pfanne geben und leicht erhitzen. Den Knoblauch schälen und fein stifteln, im Öl goldgelb braten. Die Pfanne vom Herd nehmen, den Essig zum Knoblauch gießen, salzen und pfeffern und über das Gemüse träufeln.

6. Zuletzt die Pinienkerne in einer trockenen Pfanne rösten und über das Gemüse streuen.

**
Käse-Zwiebel-Brezeln

Zutaten für 28 Stück:
20 g frische Hefe
200 ml lauwarme Milch
350 g Weizenvollkornmehl
1 ½ Teel. Jodsalz
75 g weiche Butter oder Pflanzenmargarine
1 mittelgroße Zwiebel
1 Teel. Pflanzenöl
1 Knoblauchzehe
50 g Emmentaler, frisch gerieben
Zum Bestreichen: 1 Ei
Zum Bestreuen: 50 g Emmentaler, frisch gerieben

Für Gäste

Zubereitungszeit: etwa 1 ½ Std.

Pro Stück etwa:
320 kJ/76 kcal
3 g EW · 4 g F · 8 g KH

1. Die Hefe in eine kleine Schüssel bröckeln und darin mit der Milch glattrühren.

2. Das Mehl mit der Hefe-Milch, dem Salz und der Butter oder Pflanzenmargarine zu einem glatten Teig verkneten, der sich vom Schüsselrand löst. Den Teig zugedeckt an einem warmen Ort etwa 45 Minuten gehen lassen.

3. Inzwischen die Zwiebel schälen und sehr klein würfeln, mit dem Öl in eine Pfanne geben und die Zwiebel bei milder Hitze glasig werden lassen. Den Knoblauch schälen und dazupressen, die Pfanne vom Herd nehmen.

4. Die Zwiebelmischung und den Käse unter den Teig kneten. Den Teig zu bleistiftdicken, etwa 25 cm langen Strängen und diese zu Brezeln formen. Die Brezeln auf zwei mit Backpapier belegte Bleche setzen und zugedeckt noch etwa 15 Minuten gehen lassen.

5. Den Backofen auf 200° vorheizen. Das Ei verquirlen, die Brezeln damit bestreichen und mit dem Käse bestreuen, im Ofen (Mitte, Gas Stufe 3, Umluft 180°) etwa 15 Minuten backen.

Im Bild oben: Italienisches Gemüse
Im Bild unten: Käse-Zwiebel-Brezeln

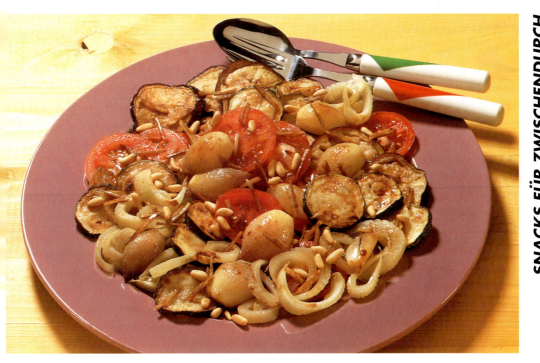

SNACKS FÜR ZWISCHENDURCH

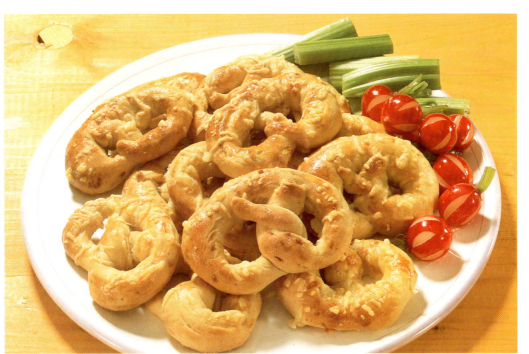

SNACKS FÜR ZWISCHENDURCH

**
Gemüserauten

Ob als Büromahlzeit für große oder als Pausensnack für kleine Genießer – diese saftigen Rauten sorgen für Energienachschub. Sie können sie gut am Vortag backen, aber natürlich auch portionsweise einfrieren. Noch gefroren mitgenommen, sind die Rauten bis zur Pause aufgetaut.

Zutaten für eine Auflaufform von 20 x 30 cm:
300 g Shiitakepilze (ersatzweise braune Champignons)
1 Bund Frühlingszwiebeln
1 kleine rote Paprikaschote
3 Eßl. Pflanzenöl (zum Beispiel Sonnenblumenöl)
Jodsalz
schwarzer Pfeffer, frisch gemahlen
1 Bund glatte Petersilie
1 große Möhre (etwa 150 g)
4 Eier
75 g Weizenvollkornmehl
3 Eßl. Vollkornsemmelbrösel
75 g Emmentaler, frisch gerieben
2 Eßl. Pinienkerne
Für die Form: Öl

Zum Mitnehmen

Zubereitungszeit: etwa 45 Min.

Bei 6 Portionen pro Portion etwa:
1100 kJ/260 kcal
13 g EW · 16 g F · 16 g KH

1. Die Pilze, die Frühlingszwiebeln und die Paprikaschote halbieren, waschen, putzen und kleinschneiden.

2. Das Öl in eine Pfanne geben und leicht erhitzen. Das Gemüse dazugeben und etwa 5 Minuten garen, dann die Pfanne vom Herd nehmen und das Gemüse mit Salz und Pfeffer würzen. Die Petersilie waschen, abtrocknen, hacken und unter das Gemüse mischen.

3. Den Backofen auf 200° vorheizen. Die Auflaufform mit Öl ausstreichen.

4. Die Möhre waschen, putzen und fein raspeln. Die Eier trennen, die Eiweiße zu steifem Schnee schlagen. Die Eigelbe mit 2 Eßlöffeln warmem Wasser cremig schlagen, ½ Teelöffel Salz, etwas Pfeffer, das Mehl und die Möhrenraspel unterziehen. Den Eischnee locker unter den Teig heben und diesen in der vorbereiteten Form glattstreichen.

5. Den Kuchen im Backofen (Mitte, Gas Stufe 3, Umluft 180°) etwa 10 Minuten vorbacken. Dann die Semmelbrösel auf den Kuchen streuen, das Gemüse, den Käse und die Pinienkerne darauf verteilen. Den Kuchen noch etwa 15 Minuten backen, auskühlen lassen und dann in Rauten schneiden.

**
Kartoffeltörtchen

Zutaten für 12 Törtchen:
150 g mehligkochende Kartoffeln
Jodsalz
3 Zweige frischer Thymian
20 g frische Hefe
1 Eßl. Kümmel
60 g Sonnenblumenkerne
250 g Weizenvollkornmehl
Zum Bestreichen: 1 Eigelb
24 Papier-Backförmchen

Zum Mitnehmen

Zubereitungszeit: etwa 1 Std. (+ 45 Min. Ruhen + etwa 20 Min. Backen)

Pro Törtchen etwa:
480 kJ/110 kcal
3 g EW · 3 g F · 19 g KH

1. Die Kartoffeln waschen und abbürsten, in leicht gesalzenem Wasser zugedeckt in etwa 25 Minuten gar kochen. Den Thymian waschen, abtrocknen und die Blättchen abzupfen.

2. Die Hefe mit 5 Eßlöffeln lauwarmem Wasser glattrühren.

3. Die Kartoffeln abgießen, schälen und noch heiß durch die Kartoffelpresse drücken. Die aufgelöste Hefe, den Kümmel, den Thymian, 1 Teelöffel Salz und gut die Hälfte der Sonnenblumenkerne unter die Kartoffeln rühren.

4. Nach und nach das Mehl unter die Kartoffeln rühren und kneten. Den Teig zugedeckt etwa 30 Minuten gehen lassen.

5. Jeweils zwei Papier-Backförmchen ineinander setzen und auf ein Backblech stellen. Den Teig noch einmal durchkneten, dann in 12 Portionen teilen. Jede Portion zu einer Kugel formen, in die Förmchen legen und zugedeckt noch etwa 15 Minuten ruhen lassen.

6. Den Backofen auf 175° vorheizen. Die Törtchen mit verquirltem Eigelb bestreichen und mit den restlichen Sonnenblumenkernen bestreuen.

7. Die Törtchen im vorgeheizten Backofen (Mitte, Gas Stufe 2, Umluft 160°) etwa 20 Minuten backen.

***

Radieschen-sülzen

Die Pilzgegner Schnittlauch und Radieschen sind hier in ein würziges Gelee gebettet, und auch die dazu gereichte Senf-Joghurt-Sauce werden zwar Sie lieben, die eingenisteten Pilze jedoch ganz und gar nicht. Allerdings sollten Sie dafür auch wirklich extrascharfen Senf verwenden, denn in milden, süßlichen Sorten ist Zucker enthalten.

Zutaten für 6 Personen:
3 Eier
8 Blatt weiße Gelatine
½ l Gemüsebrühe (siehe Seite 32)
2 Eßl. Obstessig
Jodsalz
weißer Pfeffer, frisch gemahlen
1 Bund Radieschen
1 Bund Schnittlauch
250 g Naturjoghurt
2 Eßl. extrascharfer Senf

Trennkost
Gut vorzubereiten

Zubereitungszeit: etwa 30 Min.
(+ 2 Std. Gelieren)

Pro Portion etwa:
380 kJ/90* kcal
8 g EW · 5 g F · 4 g KH

1. Die Eier anstechen und in wenig Wasser in etwa 8 Minuten hart kochen. Danach kalt abschrecken und schälen.

2. Die Gelatine in reichlich kaltem Wasser einweichen. Etwas Brühe aufkochen lassen, die Gelatine darin auflösen. Dann die übrige Brühe und den Essig dazugießen, alles mit Salz und Pfeffer pikant abschmecken. Etwas von diesem Sud in sechs Förmchen gießen und darin im Kühlschrank erstarren lassen.

3. Die Radieschen waschen, putzen und in Scheiben schneiden. Den Schnittlauch waschen, abtrocknen und in feine Röllchen schneiden. Die Eier in Scheiben schneiden. Die Zutaten in die Förmchen schichten, den Sud darüber gießen und etwa 2 Stunden im Kühlschrank gelieren lassen.

4. Zum Servieren den Joghurt mit dem Senf glattrühren, mit Salz und Pfeffer abschmecken. Die Förmchen kurz in warmes Wasser stellen, die Sülzen dann stürzen und auf der Senfsauce anrichten.

Tip!

Für besonders dekorative Sülzen sollten Sie auf den zuerst in den Förmchen erstarrten Geleespiegel einen hübschen Kranz aus Radieschenscheiben legen und etwas Sud darüber gelieren lassen. Erst dann werden die übrigen Zutaten in Gelee gebettet. Der Radieschenkranz bildet nach dem Stürzen der Förmchen die Oberfläche.

SUPPEN UND SALATE

**
Überbackene Zwiebelsuppe

Zutaten für 4 Personen:
1 kg Gemüsezwiebeln
3 Eßl. Pflanzenöl (zum Beispiel Sonnenblumenöl)
2 Knoblauchzehen
1 l Gemüsebrühe (siehe Seite 32)
Jodsalz
schwarzer Pfeffer, frisch gemahlen
Cayennepfeffer
einige Zweige frischer Thymian
2 Scheiben Vollkornbrot
40 g Parmesan, frisch gerieben

Gut vorzubereiten

Zubereitungszeit: etwa 1 Std.

Pro Portion etwa:
930 kJ/220 kcal
8 g EW · 10 g F · 26 g KH

1. Die Zwiebeln schälen und in dünne Ringe schneiden.

2. Die Zwiebeln und das Öl in einen breiten Topf geben und unter häufigem Rühren bei schwacher Hitze etwa 5 Minuten leicht anbraten. Den Knoblauch schälen und dazupressen, die Brühe dazugießen.

3. Die Suppe mit Salz, schwarzem Pfeffer, vorsichtig mit Cayennepfeffer und Thymian würzen und zugedeckt bei ganz schwacher Hitze etwa 45 Minuten köcheln lassen.

4. Zum Servieren den Grill des Backofens aufheizen. Die Brotscheiben toasten und würfeln.

5. Die Suppe pikant abschmecken, in feuerfeste Tassen geben und mit den Brotwürfeln und dem Parmesan bestreuen. Die Suppe im Ofen überbacken, bis der Käse zerlaufen ist.

***
Rote-Bete-Suppe

Zutaten für 4 Personen:
750 g rote Bete
Jodsalz
50 ml Obstessig
³⁄₄ l Gemüsebrühe (siehe Seite 32)
schwarzer Pfeffer, frisch gemahlen
2–3 Eßl. Meerrettich, frisch gerieben
4 Eßl. Naturjoghurt
½ Bund Schnittlauch

Preiswert

Zubereitungszeit:
etwa 1 Std. 20 Min.

Pro Portion etwa:
400 kJ/95 kcal
4 g EW · 1 g F · 18 g KH

1. Die roten Beten gründlich waschen und abbürsten, ungeschält in einen breiten Topf legen. Heißes Wasser angießen, Salz und 2 Eßlöffel Essig dazugeben. Die Knollen in 40–60 Minuten (je nach Größe) gar kochen.

2. Anschließend die Knollen abgießen und in kaltes Wasser legen. Unter fließendem Wasser abziehen oder schälen.

3. Etwas rote Bete in sehr feine Streifen schneiden, beiseite stellen und den Rest grob würfeln.

4. Die Brühe in einem Topf aufkochen lassen. Die gewürfelten roten Beten zusammen mit etwas heißer Brühe im Mixer glatt pürieren. Zur übrigen Brühe geben, mit Salz, Pfeffer und dem restlichen Essig abschmecken. Die Rote-Bete-Streifen untermischen.

5. Den Meerrettich mit dem Joghurt gründlich verrühren. Den Schnittlauch waschen, abtrocknen und in feine Röllchen schneiden.

6. Die Suppe auf Suppenteller füllen. Je einen Klecks Joghurt daraufgeben, mit einer Messerspitze leicht auseinanderziehen. Vor dem Servieren den Schnittlauch darüber streuen, die Suppe sofort heiß auftragen.

Tip!

Kaufen Sie möglichst gleichmäßig große Rote-Bete-Knollen, damit diese ungefähr zur gleichen Zeit gar werden. Und ziehen Sie beim Schälen der Knollen Küchenhandschuhe an, damit der Saft nicht Ihre Hände färbt.

Im Bild hinten:
Überbackene Zwiebelsuppe
Im Bild unten: Rote-Bete-Suppe

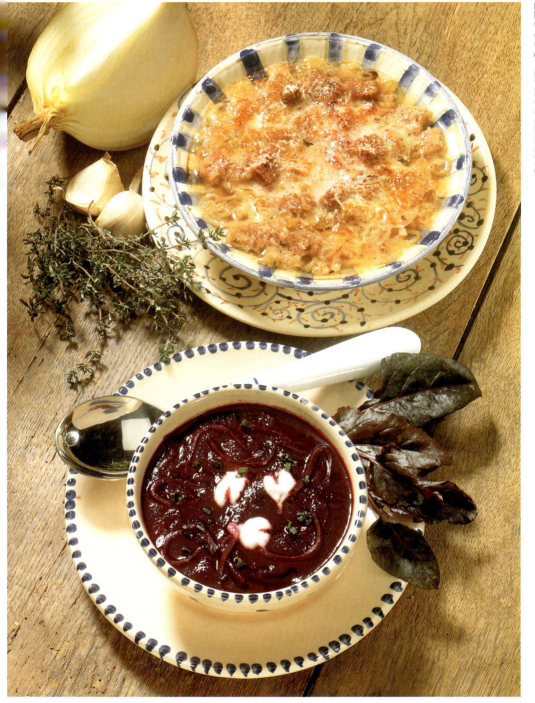

SUPPEN UND SALATE

SUPPEN UND SALATE

**
Hühnerbrühe mit Flädle

Aromatische Hühnerbrühe können Sie als Suppe servieren, sie dient aber bei vielen Speisen auch als Würzzutat oder anstelle von fertiger Brühe als Flüssigkeitszugabe. Kochen Sie die Brühe auf Vorrat, und frieren Sie sie portionsweise ein.

Zutaten für 4 Personen:
1 küchenfertiges Suppenhuhn (etwa 1 ½ kg)
1 Eßl. schwarze Pfefferkörner
2 Lorbeerblätter
2 kleine Möhren
1 Lauchstange
1 Petersilienwurzel
2 Stangen Sellerie
Jodsalz
weißer Pfeffer, frisch gemahlen
Für die Flädle:
50 ml Milch
2 Eßl. Weizenvollkornmehl
1 Ei · Jodsalz
1 Bund Schnittlauch
Butter zum Braten

**Braucht etwas Zeit
Grundrezept**

Zubereitungszeit:
etwa 1 Std. 50 Min.

Pro Portion etwa:
1900 kJ/450 kcal
62 g EW · 18 g F · 9 g KH

1. Das Suppenhuhn kalt abwaschen und in einen Topf legen. Soviel kaltes Wasser angießen, bis das Huhn bedeckt ist.

2. Die Pfefferkörner und die Lorbeerblätter in den Topf geben. Das Wasser aufkochen lassen, die Hitze reduzieren und den Schaum abschöpfen. Das Huhn halb zugedeckt etwa 45 Minuten ganz leicht kochen lassen.

3. Inzwischen die Möhre, die Lauchstange, die Petersilienwurzel und den Sellerie waschen, putzen und grob zerteilen. Das Gemüse in den Topf geben, mit dem Huhn weitere 45 Minuten garen.

4. Das Huhn aus dem Topf nehmen, die Brühe durch ein feines Sieb abgießen. Die Brühe eventuell mit Küchenpapier entfetten, dann wieder aufkochen lassen und mit Salz und Pfeffer abschmecken.

5. Für die Flädle die Milch mit dem Mehl, dem Ei und etwas Salz glattrühren. Den Schnittlauch waschen, abtrocknen und in feine Röllchen schneiden, unter den Teig mischen. Aus dem Teig in einer Pfanne in wenig Butter dünne Pfannkuchen backen.

6. Zum Servieren die Pfannkuchen aufrollen und in dünne Streifen schneiden. Die Hühnerbrühe wieder aufkochen, abschmecken und mit den Pfannkuchen (Flädle) als Einlage servieren.

**
Gemüsebrühe mit Grießklößchen

Für Gemüsebrühe gilt das gleiche wie für Hühnerbrühe: Sie kann als Suppe gelöffelt oder für die Zubereitung anderer Speisen verwendet werden. Kochen Sie eine größere Menge für den Tiefkühl-Vorrat.

Zutaten für 4 Personen:
etwa 2 kg gemischtes Gemüse (zum Beispiel Möhren, Petersilienwurzeln, Lauch, Sellerie, Zwiebeln, Zucchini)
2 Lorbeerblätter
1 Eßl. schwarze Pfefferkörner
Jodsalz
schwarzer Pfeffer, frisch gemahlen
Für die Grießklößchen:
¼ l Milch
2 Teel. Butter oder Margarine
50 g Weizenvollkorngrieß
2 Eigelb
½ Bund glatte Petersilie
weißer Pfeffer, frisch gemahlen

**Braucht etwas Zeit
Grundrezept**

Zubereitungszeit:
etwa 1 ½ Std.

Pro Portion etwa:
1000 kJ/240 kcal
7 g EW · 15 g F · 21 g KH

1. Für die Brühe das Gemüse waschen, putzen und in kleine Würfel schneiden. Das Gemüse in einen Topf geben und darin gut mit kaltem Wasser bedecken. Die Lorbeerblätter und die Pfefferkörner dazugeben.

2. Das Wasser aufkochen lassen, dann die Hitze reduzieren und das Gemüse halb zugedeckt bei ganz milder Hitze etwa 45 Minuten ziehen lassen.

3. Inzwischen für die Grießklößchen die Milch mit der Butter oder Margarine in einem Topf aufkochen lassen. Den Grieß hineinstreuen und unter Rühren bei milder Hitze ausquellen lassen. Den Topf vom Herd ziehen, die beiden Eigelbe unter den Grießbrei rühren. Die Petersilie waschen, abtrocknen und hacken, ebenfalls unterrühren und mit Salz und Pfeffer abschmecken.

4. Die Brühe durch ein feines Sieb abgießen und mit Salz und Pfeffer würzen.

5. Aus dem Grießbrei mit zwei Kaffeelöffeln kleine, längliche Klößchen formen und diese noch etwa 5 Minuten in der Brühe ziehen lassen.

***

Kalte Gurken-Joghurt-Suppe

Eine wunderbar erfrischende Sommersuppe, die als Vorspeise ebenso wie als leichtes Mittagessen an heißen Tagen serviert werden kann.

Zutaten für 4 Personen:
1 mittelgroße Salatgurke (etwa 400 g)
500 g Naturjoghurt (3,5 % Fett i. Tr.)
250 g Buttermilch
2 Knoblauchzehen
frische Minze
Jodsalz
schwarzer Pfeffer, frisch gemahlen

Trennkost • Preiswert

Zubereitungszeit: etwa 30 Min.
(+ etwa 2 Std. Kühlzeit)

Pro Portion etwa:
470 kJ/110 kcal
7 g EW · 5 g F · 10 g KH

1. Die Gurke gründlich waschen und abreiben, nach Belieben schälen. 4–5 dünne Scheiben abschneiden, diese in Streifen schneiden und beiseite legen, den Rest der Gurke grob raspeln.

2. Die Gurkenraspel mit dem Joghurt und der Buttermilch verrühren. Den Knoblauch schälen und dazupressen.

3. Die Minze waschen, abtrocknen und etwa 6 Blättchen fein hacken, unter die kalte Suppe rühren und diese mit Salz und Pfeffer abschmecken.

4. Die Suppe zugedeckt mindestens 2 Stunden im Kühlschrank durchziehen lassen, anschließend noch einmal abschmecken. Mit den Gurkenstreifen bestreut und mit Minzeblättchen verziert anrichten.

Variante

Wenn Sie frische Minze nicht so gern mögen, können Sie sie einfach weglassen. Oder Sie ersetzen sie durch feingeschnittene Zitronenmelisse. Ebenfalls gut schmeckt die Suppe, wenn Sie zum Servieren kleingewürfelte Tomaten auf die fertige Suppe streuen.

SUPPEN UND SALATE

**

Kartoffel-Radieschen-Salat

Gleich mehrere Pilzgegner stecken in diesem leckeren Kartoffelsalat: Schalotten, Radieschen und Buttermilch.

Zutaten für 4 Personen:
700 g festkochende Kartoffeln
Jodsalz
75 g Schalotten
1–2 Bund Radieschen
200 g Buttermilch
4 Eßl. kaltgepreßtes Pflanzenöl (zum Beispiel Distelöl)
weißer Pfeffer, frisch gemahlen

Trennkost

Zubereitungszeit: etwa 50 Min.

Pro Portion etwa:
1000 kJ/240 kcal
7 g EW · 9 g F · 33 g KH

1. Die Kartoffeln gründlich waschen und ungeschält in wenig Salzwasser nicht zu weich garen.

2. Inzwischen die Schalotten schälen und sehr fein würfeln. Die Radieschen waschen und putzen. Etwas Grün hacken, mit den Schalotten, der Buttermilch und dem Öl glattrühren, mit Salz und Pfeffer würzen. Die Radieschen in Scheiben schneiden.

3. Die Kartoffeln abgießen, etwas abkühlen lassen, schälen und in Scheiben schneiden.

4. Die Kartoffeln mit den Radieschen mischen, mit dem Dressing beträufeln.

***

Bunter Salatteller

Gemüse sollte möglichst oft und möglichst oft roh auf den Tisch kommen. Beispielsweise als Salat mit einem erfrischend-säuerlichen Dressing, das die Pilzgegner Buttermilch und Schnittlauch enthält. Die Zutaten für den Salat können Sie nach Geschmack und Marktangebot variieren.

Zutaten für 4 Personen:
Für das Dressing:
1 Bund Schnittlauch
200 g Buttermilch
3 Eßl. kaltgepreßtes Pflanzenöl (zum Beispiel Distelöl)
Jodsalz
schwarzer Pfeffer, frisch gemahlen
Für den Salat:
1 Kohlrabi · 1 dicke Möhre
1 rote Paprikaschote
1 gelbe Paprikaschote
1 Bund Frühlingszwiebeln
1 Bund Radieschen
1 kleiner Kopfsalat

Trennkost • Einfach

Zubereitungszeit: etwa 30 Min.

Pro Portion etwa:
590 kJ/140 kcal
7 g EW · 7 g F · 13 g KH

1. Für das Dressing den Schnittlauch waschen, abtrocknen und in feine Röllchen schneiden. Mit der Buttermilch und dem Öl verrühren, mit Salz und Pfeffer würzen.

2. Für den Salat den Kohlrabi und die Möhre schälen, putzen und grob raspeln. Die Paprikaschoten waschen, halbieren, entkernen und in feine Streifen schneiden.

3. Die Frühlingszwiebeln waschen, putzen und in feine, schräge Ringe schneiden. Die Radieschen waschen, putzen und vierteln oder achteln.

4. Den Kopfsalat kurz waschen, trockenschwenken und mundgerecht zerzupfen, zusammen mit den übrigen Zutaten anrichten und mit dem Buttermilchdressing beträufeln.

***

Rettich-Möhren-Rohkost

Zutaten für 4 Personen:
1 mittelgroßer Rettich (etwa 500 g)
Jodsalz
250 g Möhren
½ Bund glatte Petersilie
½ Bund Schnittlauch
4 Eßl. Obstessig
weißer Pfeffer, frisch gemahlen
8 Eßl. neutrales, kaltgepreßtes Pflanzenöl (zum Beispiel Distelöl)
2 Eßl. Kürbiskernöl
4 Eßl. grünschalige Kürbiskerne

**Trennkost
Sehr pilzfeindlich**

Zubereitungszeit: etwa 30 Min.
Pro Portion etwa:
1200 kJ/290 kcal
9 g EW · 26 g F · 6 g KH

1. Den Rettich waschen und schälen, alle holzigen Teile herausschneiden. Den Rettich dann in knapp ½ cm dicke Scheiben und diese in knapp ½ cm dicke Streifen schneiden. Die Streifen mit etwas Salz bestreuen und etwa 10 Minuten ruhen lassen.

2. Inzwischen die Möhren waschen, putzen und ebenfalls in Scheiben und dann in Stifte schneiden.

3. Die Petersilie und den Schnittlauch waschen, abtrocknen und hacken oder in Röllchen schneiden.

4. Die Kräuter mit dem Essig und Pfeffer verquirlen, die beiden Öle mit einem Schneebesen kräftig darunterschlagen.

5. Den Rettich mit Küchenpapier abtrocknen, zusammen mit den Möhren in dem Dressing wenden und mit den Kürbiskernen bestreut anrichten.

***
Sauerkraut-Apfel-Salat

Sauerkraut, ein guter Pilzgegner, wird hier roh und dadurch besonders vitaminreich serviert. Außerdem enthält rohes Kraut Senföl, das Pilze gar nicht mögen. Bei den Äpfeln sollten Sie unbedingt eine säuerliche Sorte wählen.

Zutaten für 4 Personen:	
300 g frisches, rohes Sauerkraut	
2 kleine säuerliche, rotschalige Äpfel (zum Beispiel Boskop)	
1 EBl. Zitronensaft	
2 EBl. Apfelessig	
4 EBl. neutrales, kaltgepreßtes Pflanzenöl (zum Beispiel Distelöl)	
3 EBl. Kürbiskernöl	
Jodsalz	
schwarzer Pfeffer, frisch gemahlen	
1 Bund Schnittlauch	
4 EBl. Naturjoghurt	
4 EBl. Kürbiskerne	

**Trennkost
Sehr pilzfeindlich**

Zubereitungszeit: etwa 20 Min.

Pro Portion etwa:
1100 kJ/260 kcal
10 g EW · 20 g F · 12 g KH

1. Das Sauerkraut abtropfen lassen und kleinschneiden.

2. Die Äpfel waschen und gründlich abreiben, vierteln und entkernen, die Viertel dann in Spalten schneiden und mit dem Zitronensaft beträufeln.

3. Mit einem Schneebesen den Apfelessig mit den beiden Ölsorten, Salz und Pfeffer kräftig aufschlagen. Das Sauerkraut und die Äpfel unter das Dressing mischen.

4. Den Schnittlauch waschen, abtrocknen und in feine Röllchen schneiden. Die Hälfte davon mit dem Joghurt verrühren, diesen mit Salz und Pfeffer abschmecken.

5. Den Sauerkrautsalat auf Tellern anrichten, jeweils einen Klecks Joghurt, die restlichen Schnittlauchröllchen und einige Kürbiskerne daraufgeben.

Variante:
Roher Krautsalat
Roher Weißkohl ist sehr wichtig während Ihrer Anti-Pilz-Diät. Zudem ist er ganz einfach zuzubereiten. Dafür etwa 800 g Weißkohl putzen, waschen und fein hobeln. 4 Eßlöffel Obstessig oder Buttermilch mit 8 Eßlöffeln Pflanzenöl, Salz und frisch gemahlenem Pfeffer verrühren. Den Weißkohl unter das Dressing mischen und den Krautsalat etwa 1 Stunde ziehen lassen.

SUPPEN UND SALATE

***
Alfalfa-Avocado-Salat

Alfalfa-Sprossen enthalten besonders viel Selen und sollten deshalb oft genossen werden. Verwenden Sie keine gekauften Sprossen, denn da sie in Tüten auf ihre Käufer warten, haben sich häufig Pilze angesiedelt. Züchten Sie sie selbst, achten Sie aber auf größte Hygiene und spülen Sie die Sprossen mehrmals sehr gründlich.

Zutaten für 4 Personen:
2 Schalotten
1 Bund Schnittlauch
1 reife Avocado
2 Eßl. Apfelessig
150 g Naturjoghurt
Jodsalz
schwarzer Pfeffer, frisch gemahlen
4 kleine Tomaten
300 g Alfalfa-Sprossen (siehe Tip Seite 15)

Schnell

Zubereitungszeit: etwa 20 Min.

Pro Portion etwa:
800 kJ/190 kcal
6 g EW · 14 g F · 10 g KH

1. Die Schalotten schälen und in sehr feine Würfel schneiden. Den Schnittlauch waschen, abtrocknen und in feine Röllchen schneiden.

2. Die Avocado halbieren und entsteinen. Das Fruchtfleisch mit einem Löffel aus der Schale lösen und mit einer Gabel zerdrücken, dabei den Apfelessig dazugeben.

3. Das Avocadopüree mit dem Joghurt, den Schalotten und dem Schnittlauch verrühren, alles mit Salz und Pfeffer abschmecken.

4. Die Tomaten waschen und ohne die Stielansätze in Spalten schneiden. Die Alfalfa-Sprossen gut abbrausen, abtropfen lassen und zerzupfen.

5. Die Sprossen zusammen mit den Tomaten und dem Avocadodip anrichten.

***
Zucchini-Garnelen-Salat

Zutaten für 4 Personen:
150 g geschälte, große Garnelen
500 g kleine, schlanke Zucchini
1 große Zwiebel
100 g kleine Champignons
6 Eßl. Olivenöl, kaltgepreßt
2 Knoblauchzehen
3 Eßl. Obstessig
Jodsalz
schwarzer Pfeffer, frisch gemahlen
einige Zweige frischer Thymian
50 g Parmesan am Stück

Für Gäste • Trennkost

Zubereitungszeit: etwa 30 Min.
(+ mindestens 1 Std. Marinieren)

Pro Portion etwa:
960 kJ/230 kcal
15 g EW · 16 g F · 5 g KH

1. Die Garnelen kalt abwaschen, mit Küchenpapier abtrocknen. Die Zucchini waschen und putzen, in dünne, schräge Scheiben schneiden. Die Zwiebel schälen und klein würfeln. Die Champignons waschen und putzen.

2. Das Öl in einer Pfanne nicht zu stark erhitzen, die Zwiebelwürfel darin glasig werden lassen. Den Knoblauch schälen und dazupressen.

3. Die Garnelen und die Pilze in die Pfanne geben und kurz anbraten, wieder herausnehmen und auf eine Platte legen.

4. Nach und nach die Zucchinischeiben in der Pfanne von jeder Seite etwa 1/2 Minute braten, fertige Scheiben zu den Pilzen und den Garnelen geben.

5. Wenn alle Zutaten angebraten sind, die Pfanne vom Herd ziehen. Den Essig in die Pfanne gießen, den Sud mit Salz, Pfeffer und Thymian würzen und über die anderen Zutaten träufeln. Alles zugedeckt mindestens 1 Stunde marinieren, zum Servieren mit dem grob gehobelten Parmesan bestreuen.

Im Bild hinten:
Zucchini-Garnelen-Salat
Im Bild vorne: Alfalfa-Avocado-Salat

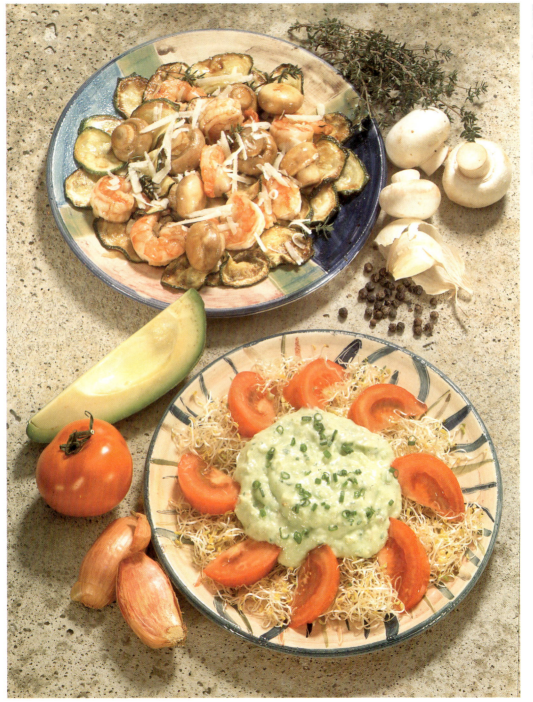

SUPPEN UND SALATE

HAUPTGERICHTE

**
Kartoffel-Zwiebel-Pizza

Der Teig dieser ungewöhnlichen Pizza wird aus gekochten Kartoffeln zubereitet, enthält also reichlich Vitamine und Mineralstoffe. Den Belag können Sie jederzeit nach eigenen Vorlieben variieren.

Zutaten für 4 Personen:
750 g mehligkochende Kartoffeln
400 g reife Tomaten
250 g Zwiebeln
4 Knoblauchzehen
Jodsalz
2 Eßl. Olivenöl, kaltgepreßt
60 g Weizenvollkornmehl
5–6 Zweige frischer Oregano (ersatzweise 2 Teel. getrockneter)
1 Bund glatte Petersilie
schwarzer Pfeffer, frisch gemahlen
200 g Mozzarella
Für die Form: Olivenöl

Ohne Hefe

Zubereitungszeit: etwa 2 Std. (+ Abkühlen über Nacht)

Pro Portion etwa:
1600 kJ/380 kcal
18 g EW · 14 g F · 47 g KH

1. Am Vortag die Kartoffeln waschen, in der Schale gar kochen. Abkühlen lassen.

2. Die Tomaten über Kreuz einritzen, für 2–3 Minuten in reichlich köchelndes Wasser legen.

3. Die Tomaten mit einer Schaumkelle aus dem Wasser heben und häuten, dann grob würfeln und sorgfältig entkernen, dabei die Stielansätze entfernen.

4. Die Zwiebeln schälen und in dünne Scheiben schneiden. Den Knoblauch schälen und fein stifteln.

5. Die Kartoffeln schälen und durch die Kartoffelpresse drücken. Mit etwa 1 Teelöffel Salz und dem Olivenöl vermengen, dann das Mehl gründlich untermengen.

6. Den Backofen auf 200° vorheizen. Eine 28–30 cm große Pizzaform fetten.

7. Den Kartoffelteig in der Form auseinanderdrücken. Dabei einen schmalen Teigrand formen.

8. Die Kräuter waschen, abtrocknen und hacken, mit den Tomaten mischen und diese auf dem Teig verteilen. Mit Salz und Pfeffer würzen.

9. Die Zwiebeln auf dem Teig verteilen und den Knoblauch darauf streuen. Den Mozzarella in dünne Scheiben schneiden und auf die Pizza legen, diese im Backofen (unten, Gas Stufe 3, Umluft 180°) etwa 40 Minuten backen.

Varianten:
Für eine Gorgonzola-Pizza den Kartoffelteig, wie beschrieben, mit Tomaten, Zwiebeln und Knoblauch belegen. Dann etwa 150 g Gorgonzola kleinwürfeln und darüber streuen. Für eine Meeresfrüchte-Pizza den Kartoffelteig ebenfalls mit Tomatensauce bestreichen und mit Knoblauch bestreuen, die Zwiebeln allerdings weglassen. Dafür etwa 200 g gemischte, gegarte Meeresfrüchte, zum Beispiel geschälte Garnelen, ausgelöste Miesmuscheln und Tintenfisch, auf die Pizza streuen, mit Mozzarella belegen und backen.
Für eine Pilz-Pizza etwa 250 g kleine, frische Champignons waschen, putzen und in wenig Olivenöl in einer Pfanne goldbraun braten. Den Kartoffelteig mit Tomaten, Knoblauch und den Pilzen belegen, Mozzarella oder einen anderen Käse darüber streuen und die Pizza backen.

Diese leckere Pizza ist für groß und klein ein gesunder Genuß.

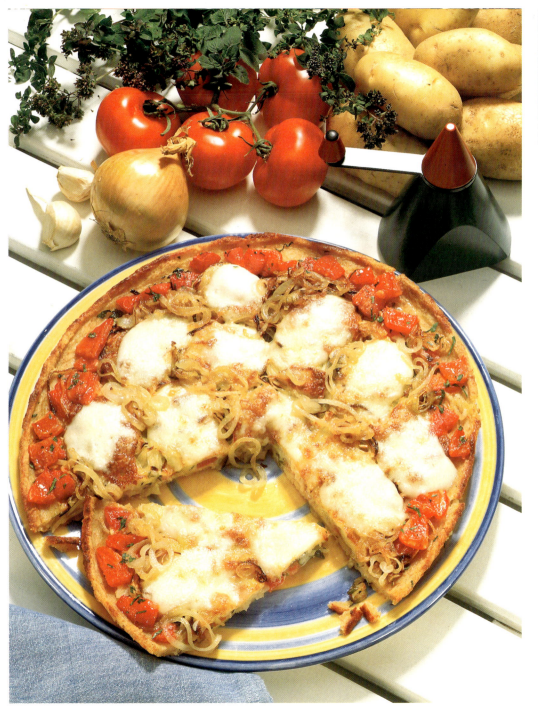

HAUPTGERICHTE

HAUPTGERICHTE

**
Lammrolle mit buntem Gemüse

Reichlich Gemüse und zartes Lammfleisch werden mit vielen Kräutern kombiniert. Alles gart zusammen im Tontopf und gelingt dadurch besonders saftig, aromatisch sowie vitamin- und mineralstoffreich.

Zutaten für 4 Personen:
1 Bund glatte Petersilie
1 Bund Schnittlauch
1 Bund Basilikum
einige Zweige frischer Thymian
5 Knoblauchzehen
Jodsalz
schwarzer Pfeffer, frisch gemahlen
3 Eßl. Olivenöl, kaltgepreßt
800 g Lammschulter ohne Knochen
500 g vorwiegend festkochende Kartoffeln
400 g kleine Zwiebeln
250 g Möhren
400 g Zucchini
150 ml Gemüsebrühe (siehe Seite 32)

Für Gäste

Zubereitungszeit: etwa 2 Std.

Pro Portion etwa:
3900 kJ/930 kcal
37 g EW · 71 g F · 34 g KH

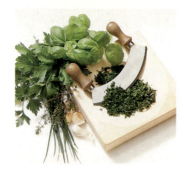

1. Einen Tontopf und dessen Deckel 15–30 Minuten wässern. Die Kräuter waschen, abtrocknen und hacken. Den Knoblauch schälen und in feine Stifte schneiden. Die Kräuter mit dem Knoblauch, Salz, Pfeffer und dem Öl verrühren.

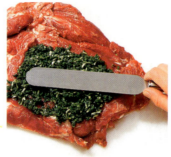

2. Das Lammfleisch waschen, abtrocknen und zu einer großen, flachen Scheibe aufschneiden. Mit einem Teil der Kräuterfarce bestreichen und wieder aufrollen, mit Küchengarn zusammenschnüren.

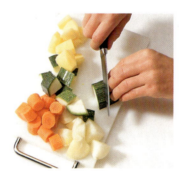

3. Die Kartoffeln, die Zwiebeln und die Möhren schälen, die Zucchini waschen, alles grob würfeln. Das Gemüse zusammen mit der Lammrolle und der restlichen Kräutermischung in den Tontopf geben, die Brühe dazugießen.

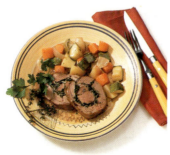

4. Den Tontopf zudecken und in den kalten Backofen (unten), stellen. Bei 225° (Gas Stufe 4, Umluft 200°) etwa 1 Stunde garen. Dann den Deckel abnehmen und das Gericht noch etwa 30 Minuten offen garen. Das Gemüse abschmecken, den Rollbraten aufschneiden und dabei das Garn entfernen, alles zusammen anrichten.

***
Gedünstete Forelle

Die Forellen werden bei diesem Rezept fest eingeschlossen im Bratschlauch gegart – eine Fettzugabe erübrigt sich. Zudem können sich Vitamine und Mineralstoffe nicht in die Luft verflüchtigen. Als Beilage zu den asiatisch gewürzten Fischen können Sie Reis servieren, natürlich den nussigen, ungeschälten Naturreis.

Zutaten für 2 Personen:
2 kleine Forellen (je etwa 300 g)
1 kleine Limette oder unbehandelte Zitrone
1 Stück frischer Ingwer (etwa walnußgroß)
2 Knoblauchzehen
Jodsalz
weißer Pfeffer, frisch gemahlen
1 Bund Frühlingszwiebeln
150 g zarte Möhren
75 g frische Bohnenkeime

Für Gäste

Zubereitungszeit: etwa 50 Min.

Pro Portion etwa:
1500 kJ/360 kcal
61 g EW · 9 g F · 8 g KH

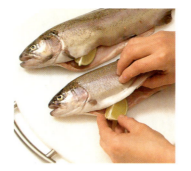

1. Die Forellen waschen und abtrocknen. Die Limette oder die Zitrone heiß abwaschen, etwas Schale fein abreiben, die Frucht dann vierteln und jeweils zwei Viertel in die Bauchhöhlen der Fische geben.

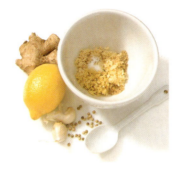

2. Den Ingwer und den Knoblauch schälen und hacken, mit der Limetten- oder der Zitronenschale, Salz und Pfeffer mischen. Die Fische innen und außen damit einreiben. Den Backofen auf 200° vorheizen, das Blech herausnehmen.

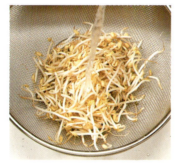

3. Die Frühlingszwiebeln waschen, putzen und in sehr schräge, etwa 1 cm dicke Ringe schneiden. Die Möhren waschen, schälen und in schräge, dünne Scheiben schneiden. Die Bohnenkeime in einem Sieb abbrausen.

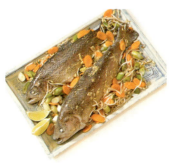

4. Die Forellen und das Gemüse in einen Bratschlauch geben, diesen verschließen und auf das Backblech legen. Die Folie mit einer Nadel einstechen, das Blech in den Backofen (unten, Gas Stufe 3, Umluft 180°) schieben und alles etwa 20 Minuten garen.

**

Grünkern-Lauch-Auflauf

Lauch gehört zu den Gemüsesorten, die von Pilzen gar nicht gern gesehen werden. Die Wirkung wird bei diesem Auflauf zudem durch Senf und Joghurt unterstützt. Verwenden Sie nur extrascharfen Senf, in anderen Senfsorten ist Zucker enthalten.

Zutaten für 4 Personen:
1 große Zwiebel
1 Möhre
2 Eßl. Pflanzenöl (zum Beispiel Sonnenblumenöl)
200 g Grünkernschrot
Jodsalz
schwarzer Pfeffer, frisch gemahlen
4 dicke Lauchstangen (etwa 1 kg)
1 Bund Schnittlauch
2 Teel. extrascharfer Senf
400 g Naturjoghurt
3 Eßl. Weizenvollkornmehl
40 g gehackte Mandeln
3 Eier
2 Eßl. Mandelblättchen
Für die Form: Öl

Vollwertig

Zubereitungszeit: etwa
1 ¼ Std.

Pro Portion etwa:
2200 kJ/520 kcal
22 g EW · 24 g F · 55 g KH

1. Die Zwiebel und die Möhre schälen und klein würfeln. Das Öl in einem Topf nicht zu stark erhitzen, das Gemüse darin unter Rühren kurz anbraten.

2. Den Grünkernschrot dazugeben und kurz mit anschwitzen, dann etwa ½ l Wasser angießen. Den Schrot mit Salz und Pfeffer würzen und zugedeckt bei sehr milder Hitze etwa 10 Minuten ausquellen lassen.

3. Inzwischen die Lauchstangen putzen und waschen. Vier dicke Stücke abschneiden, die nebeneinander in eine gerade Auflaufform hineinpassen. Den Rest des Lauches in feine Streifen schneiden.

4. Salzwasser in einem breiten Topf aufkochen lassen, die Lauchstangen hineingeben und etwa 5 Minuten vorgaren. Herausheben und gut abtropfen lassen.

5. Den Backofen auf 200° vorheizen. Eine Auflaufform fetten.

6. Den kleingeschnittenen Lauch unter den Grünkernschrot mischen. Den Schrot in die vorbereitete Form umfüllen, die Lauchstangen darauf legen.

7. Den Schnittlauch waschen, abtrocknen und in feine Röllchen schneiden, mit dem Senf, dem Joghurt, dem Mehl und den gehackten Mandeln verrühren. Die Eier trennen. Die Eigelbe unter die Joghurtcreme rühren, die Mischung mit Salz und Pfeffer würzen.

8. Die Eiweiße steif schlagen und vorsichtig unter den Joghurt heben, diese Mischung über die Lauchstangen verteilen. Die Mandelblättchen darauf streuen.

9. Die Form in den Backofen (Mitte, Gas Stufe 3, Umluft 180°) stellen und den Auflauf etwa 30 Minuten backen.

Ein herzhafter Auflauf aus Grünkernschrot und Lauch sorgt durch viele Vitamine und Mineralstoffe für vollwertiges Eßvergnügen.

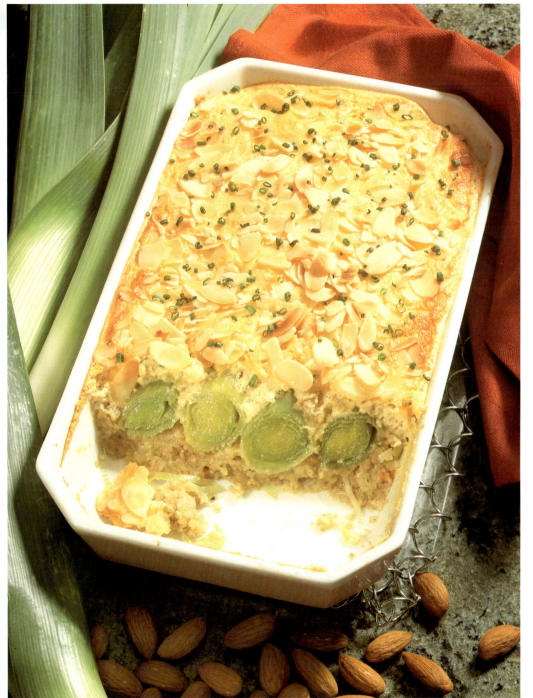

HAUPTGERICHTE

**

Gemüse-Hähnchen-Pfanne

Rezept zum Titelfoto

Zutaten für 4 Personen:
Jodsalz
200 g Naturreis
400 g Hähnchenbrustfilet
3 Eßl. Pflanzenöl (zum Beispiel Sonnenblumenöl)
schwarzer Pfeffer, frisch gemahlen
2 Knoblauchzehen
2 mittelgroße Zwiebeln
1 Bund Frühlingszwiebeln
250 g Möhren
150 g kleine Champignons
1 Bund glatte Petersilie
150 g Naturjoghurt

Kalorienarm

Zubereitungszeit: etwa 45 Min.

Pro Portion etwa:
1600 kJ/380 kcal
30 g EW · 9 g F · 49 g KH

1. Etwa ½ l Wasser in einem Topf aufkochen lassen und das Wasser leicht salzen. Den Reis hineinstreuen und zugedeckt bei ganz milder Hitze in etwa 45 Minuten ausquellen lassen. Dabei eventuell noch etwas Wasser dazugießen, wenn der Reis zu trocken wird.

2. Inzwischen das Hähnchenbrustfilet kalt abwaschen, mit Küchenpapier abtrocknen und in 2–3 cm große Würfel schneiden.

3. 1 Eßlöffel Öl mit Pfeffer verquirlen. Den Knoblauch schälen und durch die Presse dazudrücken. Das Hähnchenfleisch darin wenden und zugedeckt in den Kühlschrank stellen zum Marinieren.

4. Die Zwiebeln schälen und in Spalten schneiden. Die Frühlingszwiebeln waschen, putzen und in feine, schräge Ringe schneiden. Die Möhren putzen und in dünne, schräge Scheiben schneiden. Die Champignons waschen, putzen und halbieren.

5. Die Petersilie waschen, abtrocknen und die Blättchen fein hacken. Die Hälfte der Petersilie mit dem Naturjoghurt verrühren, diesen mit Salz und Pfeffer abschmecken.

6. Eine schwere Pfanne stark erhitzen, das Hähnchenfleisch hineingeben und unter Rühren etwa 1 Minute scharf anbraten. Das Fleisch dann wieder herausnehmen.

7. Das restliche Öl in der Pfanne erhitzen, das Gemüse darin bei mittlerer Hitze unter Rühren etwa 5 Minuten braten. Dann das Hähnchenfleisch wieder hineingeben, etwa 100 ml heißes Wasser dazugießen. Alles noch 2–3 Minuten durchkochen lassen, mit Salz und Pfeffer und der restlichen Petersilie abschmecken.

8. Die Gemüse-Hähnchen-Mischung auf Tellern anrichten, jeweils etwas Joghurt daraufgeben. Den Reis dazu servieren.

***

Gulasch Szegediner Art

Liebhaber der deftigen Küche kommen bei diesem Gericht voll auf ihre Kosten. Und rücken zudem ihrem lästigen Pilz zu Leibe – dank Sauerkraut und Naturjoghurt.

Zutaten für 4 Personen:
750 g Fleischtomaten
2–3 große Zwiebeln
2 grüne Paprikaschoten
600 g Rindergulasch
3 Eßl. Pflanzenöl (zum Beispiel Sonnenblumenöl)
1 Eßl. Paprikapulver, rosenscharf
400 g frisches, rohes Sauerkraut
2 Teel. Kümmel
Jodsalz
schwarzer Pfeffer, frisch gemahlen
150 g Naturjoghurt

Ungarisch
Gelingt leicht

Zubereitungszeit: etwa 2 Std.

Pro Portion etwa:
1600 kJ/380 kcal
37 g EW · 18 g F · 16 g KH

1. Die Tomaten über Kreuz einritzen, für ½ Minute in kochendes Wasser legen, herausheben, häuten und ohne die Stielansätze grob würfeln.

2. Die Zwiebeln schälen und in Stücke schneiden. Die Paprikaschoten vierteln, Trennhäutchen und die Kerne entfernen, die Viertel waschen und quer in feine Streifen schneiden.

3. Das Gulasch eventuell noch etwas kleiner schneiden.

4. Das Öl in einen breiten Topf geben und erhitzen. Das Fleisch portionsweise bei starker Hitze darin rundherum kräftig anbraten.

5. Die Zwiebelringe mit anbraten, dann die Hitze reduzieren. Die Paprikastreifen mit anschwitzen. Das Paprikapulver darüber streuen und ebenfalls mit anschwitzen.

6. Das Sauerkraut eventuell kleinschneiden, mit den Tomaten zum Fleisch geben. Alles mit Kümmel, Salz und Pfeffer würzen und zugedeckt bei schwacher Hitze etwa 1 ¼ Stunden schmoren. Eventuell etwas Wasser angießen, wenn zuviel Feuchtigkeit verdampft.

7. Das Gulasch noch einmal abschmecken, zum Servieren den Joghurt daraufgeben.

***

Spargel mit Kräutersauce

Spargel ist günstig für die Nieren und zudem ausgesprochen kalorienarm. Ergänzen Sie die feinen Stangen mit einer cremigen Kräutersauce, die viele Vitamine und Mineralstoffe liefert, sowie durch cremiges Rührei. Wer mag, serviert zusätzlich in der Schale gekochte Kartoffeln dazu.

Zutaten für 4 Personen:
2 kg Spargel
Jodsalz
2 Eßl. Butter oder Pflanzenmargarine
1 Bund glatte Petersilie
2 Bund Schnittlauch
1 Bund gemischte Kräuter (zum Beispiel Thymian, Estragon, Kerbel, Borretsch)
75 g Schalotten
3 Eßl. Weißweinessig
1–2 Teel. scharfer Senf
schwarzer Pfeffer, frisch gemahlen
8 Eßl. kaltgepreßtes Pflanzenöl (zum Beispiel Distelöl)
6 Eier

Für Gäste

Zubereitungszeit:
etwa 1 ½ Std.

Pro Portion etwa:
1300 kJ/310 kcal
19 g EW · 27 g F · 10 g KH

1. Den Spargel waschen, putzen und schälen. In einem breiten oder hohen Topf etwas Salzwasser aufkochen lassen, 1 Eßlöffel Butter oder Margarine und den Spargel dazugeben. Den Spargel fest zugedeckt in 10–15 Minuten gar dünsten.

2. Inzwischen die Kräuter waschen, abtrocknen und hacken. Die Schalotten schälen und ebenfalls hacken.

3. Die Kräuter mit den Schalotten, dem Essig, dem Senf, Pfeffer, Salz und dem Öl verrühren und herzhaft abschmecken. Eventuell etwas Spargelsud dazugeben, um die Sauce flüssiger zu machen.

4. Die Eier verquirlen, leicht salzen und pfeffern. Die restliche Butter oder Margarine in einer Pfanne aufschäumen, die Eier hineingießen und unter gelegentlichem Rühren stocken lassen.

5. Den Spargel abtropfen lassen, zusammen mit dem Rührei und der Kräutersauce anrichten und sofort servieren.

HAUPTGERICHTE

**

Filet mit Meerrettichgemüse

Meerrettich gehört zu den größten Pilzfeinden überhaupt. Sie sollten dieses Gewürz also möglichst oft in ihren Speiseplan einbauen. Hier würzt er feinstes Gemüse und wird zu sanft gedämpftem Rinderfilet gereicht.

Zutaten für 4 Personen:
Für das Gratin:
700 g vorwiegend festkochende Kartoffeln
Jodsalz
weißer Pfeffer, frisch gemahlen
200 ml Milch
150 g Sahne
2 Eßl. Butter oder Pflanzenmargarine
Für Fleisch und Gemüse:
500 g Rinderfilet am Stück
schwarzer Pfeffer, frisch gemahlen
Koriander, gemahlen
1 Bund Frühlingszwiebeln
250 g Möhren
250 g kleine Zucchini
100 g Champignons
400 ml Gemüsebrühe (siehe Seite 32)
2–3 Eßl. Meerrettich, frisch gerieben
2 Eßl. Crème fraîche
Zum Bestreuen: Schnittlauchröllchen
Zum Dazureichen: frisch geriebener Meerrettich

Für Gäste

Zubereitungszeit: etwa 1 Stunde

Pro Portion etwa:
2300 kJ/550 kcal
33 g EW · 29 g F · 37 g KH

1. Den Backofen auf 200° vorheizen. Die Kartoffeln schälen, waschen und in dünne Scheiben hobeln oder schneiden. Die Scheiben in einer geraden, flachen Auflaufform schuppenförmig auslegen und mit Salz und Pfeffer würzen.

2. Die Milch mit der Sahne verquirlen und über die Kartoffeln träufeln. Die Butter oder Margarine in Flöckchen auf das Gratin legen.

3. Das Gratin im Backofen (Mitte, Gas Stufe 3, Umluft 180°) etwa 45 Minuten garen.

4. Inzwischen das Filet waschen, abtrocknen und in vier dicke oder acht dünne Scheiben schneiden. Die Scheiben von beiden Seiten mit Pfeffer und Koriander würzen.

5. Die Frühlingszwiebeln waschen, putzen und in schräge Ringe schneiden. Die Möhren schälen, die Zucchini waschen, beides in Stifte schneiden. Die Champignons waschen, putzen und vierteln.

6. Die Gemüsebrühe in einem breiten Topf (für den Sie einen Dämpfeinsatz haben) aufkochen lassen. Das Gemüse hineingeben und zugedeckt bei mittlerer Hitze etwa 5 Minuten garen.

7. Das Rinderfilet auf dem Dämpfeinsatz ausbreiten. In den Topf in die Brühe stellen, den Topf fest zudecken und das Fleisch bei mittlerer Hitze 4–6 Minuten pochieren, die Fleischscheiben zwischendurch einmal wenden.

8. Das Fleisch aus dem Topf nehmen und zugedeckt warm halten.

9. Den Meerrettich und die Crème fraîche zum Gemüse geben, alles noch einmal aufkochen lassen und mit Salz und Pfeffer abschmecken. Das Gemüse mit dem Filet anrichten und mit Schnittlauch bestreuen. Zusätzlich geriebenen Meerrettich dazu reichen.

Tip!

Frisch gerieben schmeckt der Meerrettich natürlich am intensivsten. Sie können jedoch auch fertigen ungeschwefelten Meerrettich, natürlich ohne Zuckerzusatz, verwenden. Er ist im Glas und in der Tube im Reformhaus und im Bioladen erhältlich.

Ein feines Sonntagsessen, bei dem kein Gast an Diät denken wird.

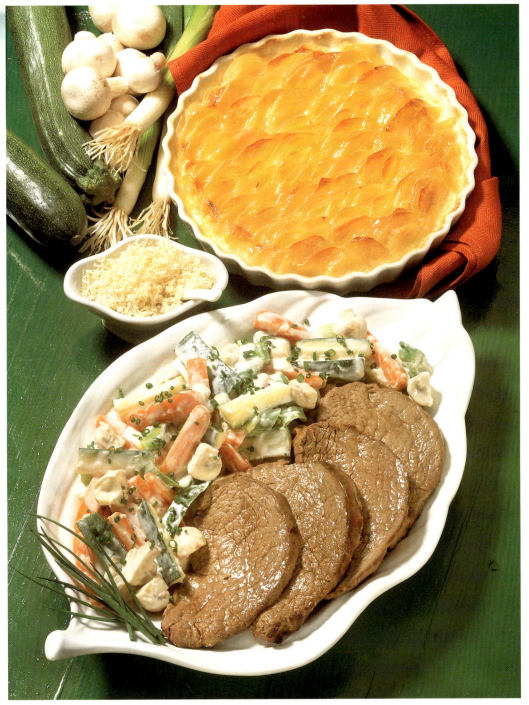

HAUPTGERICHTE

HAUPTGERICHTE

**

Pilz-Hirse-Pfanne

Shiitakepilze gehören zu den wahren Feinden schädlicher Pilze. Ersatzweise können Sie getrocknete Shiitakepilze verwenden.

Zutaten für 4 Personen:
5 g getrocknete Steinpilze
250 g kleine Möhren
2 mittelgroße Zwiebeln
3 EBl. Pflanzenöl (zum Beispiel Sonnenblumenöl)
2 Knoblauchzehen · 200 g Hirse
250 g Shiitakepilze · Jodsalz
schwarzer Pfeffer, frisch gemahlen
1 Bund Basilikum
1 Bund Schnittlauch
150 g Edelpilzkäse

Gelingt leicht

Zubereitungszeit: etwa 40 Min.

Pro Portion etwa:
1700 kJ/400 kcal
17 g EW · 20 g F · 42 g KH

1. Die Steinpilze in etwa 1/8 l lauwarmem Wasser einweichen.

2. Die Möhren putzen, schälen und in etwa 1/2 cm dicke, schräge Scheiben schneiden.

3. Die Zwiebeln schälen und in kleine Würfel schneiden, mit dem Öl in eine Pfanne geben. Die Zwiebeln darin bei mittlerer Hitze glasig werden lassen. Den Knoblauch schälen und dazupressen.

4. Die Hirse in die Pfanne geben und gut verrühren, dann auch die Möhren und die eingeweichten Steinpilze dazugeben. Etwa 300 ml heißes Wasser dazugießen, und die Hirse zugedeckt bei milder Hitze etwa 10 Minuten garen.

5. Inzwischen die Pilze waschen, putzen und etwas kleiner schneiden. Die Pilze unter die Hirse mischen, alles mit Salz und Pfeffer würzen und noch etwa 10 Minuten zugedeckt garen.

6. Die Kräuter waschen, abtrocknen und hacken, unter die Hirsemischung rühren und diese herzhaft abschmecken. Den Edelpilzkäse würfeln und kurz vor dem Servieren dazugeben.

**

Lauch-Quiche

Zutaten für eine Springform von 24 cm Ø:
Für den Teig:
250 g Weizenvollkornmehl
125 g kalte Butter oder Pflanzenmargarine · 1 Prise Jodsalz
3–4 EBl. eiskaltes Wasser
Für den Belag:
2 dicke Lauchstangen
2 EBl. Olivenöl, kaltgepreßt
2 Knoblauchzehen
schwarzer Pfeffer, frisch gemahlen
Muskatnuß, frisch gerieben
200 ml Milch · 3 Eier
75 g Bergkäse, frisch gerieben

Ohne Hefe • Für Gäste

Zubereitungszeit:
etwa 2 Stunden

Bei 4 Portionen pro Portion etwa
2700 kJ/640 kcal
22 g EW · 43 g F · 45 g KH

1. Für den Teig alle Zutaten rasch verkneten. Den Teig zu einer Kugel formen, in einer Schüssel zugedeckt etwa 45 Minuten kalt stellen.

2. Inzwischen für den Belag den Lauch putzen, aufschlitzen und waschen, dann in Ringe schneiden.

3. Das Öl in einer großen Pfanne nur leicht erhitzen. Den Knoblauch schälen und dazupressen, dann den Lauch einrühren und alles bei milder Hitze unter häufigem Rühren etwa 10 Minuten garen. Den Lauch mit Salz, Pfeffer und Muskat würzen und vom Herd nehmen.

4. Den Backofen auf 200° vorheizen. Den Mürbeteig auf der Arbeitsfläche rund ausrollen, eine Springform damit auskleiden. Dabei einen etwa 4 cm hohen Rand formen.

5. Den Lauch in die Springform geben. Die Milch mit den Eiern verquirlen und über den Lauch träufeln, den Käse darüber streuen. Die Quiche im Backofen (unten, Gas Stufe 3, Umluft 180°) etwa 35 Minuten backen.

**
Putenkeulen mit Bohnen

Zutaten für 2 Personen:
400 g grüne Bohnen
400 g vorwiegend festkochende Kartoffeln
200 g Schalotten
einige Zweige frisches Bohnenkraut
Jodsalz
schwarzer Pfeffer, frisch gemahlen
2 Puten-Unterkeulen (je etwa 400 g)
2–3 Knoblauchzehen
1/8 l Gemüsebrühe (siehe Seite 32)

Gelingt leicht

Zubereitungszeit: etwa 2 Std.

Pro Portion etwa:
2000 kJ/480 kcal
52 g EW · 7 g F · 51 g KH

1. Einen Tontopf und dessen Deckel etwa 20 Minuten wässern.

2. Die Bohnen waschen und putzen, eventuell quer halbieren. Die Kartoffeln schälen, waschen und in grobe Würfel schneiden. Die Schalotten schälen, eventuell zerteilen.

3. Die Bohnen mit den Kartoffeln und den Schalotten mischen. Das Bohnenkraut waschen, abtrocknen und die Blättchen von den Stengeln streifen, unter das Bohnengemüse mischen. Alles mit Salz und Pfeffer würzen.

4. Die Putenkeulen kalt abwaschen, rundherum mit Pfeffer und Salz einreiben. Den Knoblauch schälen und in feine Stifte schneiden, bei den Putenkeulen unter die Haut stecken.

5. Den Tontopf aus dem Wasser nehmen, die Putenkeulen und das Gemüse hineingeben. Die Brühe dazugießen, den Topf zudecken.

6. Den Topf auf dem Rost in den kalten Backofen (unten) stellen, alles bei 200° (Gas Stufe 3, Umluft 180°) etwa 1 1/2 Stunden garen. Die Putenkeulen zusammen mit dem Bohnengemüse anrichten.

***
Chinapfanne

Zutaten für 4 Personen:
2 Knoblauchzehen
2 Eßl. Tamari (zuckerfreie Sojasauce, aus dem Reformhaus)
schwarzer Pfeffer, frisch gemahlen
400 g Hähnchenbrustfilet
250 g Weißkohl
1 rote Paprikaschote
1 gelbe Paprikaschote
200 g Broccoliröschen
100 g frische Bohnenkeimlinge
3 Eßl. Öl
Jodsalz
50 g Cashewkerne

Gelingt leicht

Zubereitungszeit: etwa 45 Min.
(+ 1 Std. Marinierzeit)

Pro Portion etwa:
1400 kJ/330 kcal
29 g EW · 23 g F · 6 g KH

1. Den Knoblauch schälen und durch die Presse drücken, mit dem Tamari und Pfeffer verrühren. Das Fleisch kalt abbrausen, abtrocknen und schnetzeln, in der Marinade wenden und zugedeckt etwa 1 Stunde marinieren.

2. Inzwischen den Weißkohl waschen und putzen, in dünne Streifen schneiden. Die Paprikaschoten halbieren, putzen, waschen und in feine Streifen schneiden. Den Broccoli waschen. Die Bohnenkeimlinge waschen und abtropfen lassen.

3. In einer Pfanne das Öl erhitzen. Das Hähnchenfleisch hineingeben und unter Rühren etwa 2 Minuten braten. Das Fleisch herausnehmen.

4. Den Weißkohl in die Pfanne geben und unter Rühren leicht braun anbraten, danach die anderen Gemüse dazugeben. Alles zusammen etwa 5 Minuten braten.

5. Das Hähnchenfleisch dazugeben, die Gemüse-Fleisch-Mischung mit 200 ml heißem Wasser ablöschen, und alles zugedeckt bei schwacher Hitze etwa 5 Minuten garen.

6. Die Chinapfanne mit Salz, Pfeffer und Tamari abschmecken, mit den Cashewkernen bestreut servieren. Dazu paßt Hirse.

HAUPTGERICHTE

HAUPTGERICHTE

***
Garnelen-gratin

Zutaten für 4 Personen:
400 g feste Tomaten
1 Bund Frühlingszwiebeln
4 Knoblauchzehen
einige Zweige frischer Majoran
400 g geschälte Tiefseegarnelen
Jodsalz
schwarzer Pfeffer, frisch gemahlen
100 g Sahne
125 g Mozzarella

Für Gäste

Zubereitungszeit: etwa 45 Min.

Pro Portion etwa:
1000 kJ/240 kcal
26 g EW · 14 g F · 6 g KH

1. Den Backofen auf 200° vorheizen. Die Tomaten waschen, die Stengelansätze herausschneiden und die Tomaten in Scheiben schneiden. Die Scheiben überlappend in einer großen Gratinform auslegen.

2. Die Frühlingszwiebeln waschen, putzen und in schmale, sehr schräge Ringe schneiden.

3. Den Knoblauch schälen und hacken. Den Majoran waschen und die Blättchen abzupfen. Beides mit den Frühlingszwiebeln und den Garnelen mischen, mit Salz und Pfeffer würzen und über die Tomaten geben.

4. Die Sahne über die Zutaten träufeln. Den Mozzarella in dünne Scheiben schneiden und darauf legen. Das Gratin im Backofen (Mitte, Gas Stufe 3, Umluft 180°) etwa 20 Minuten garen.

**
Zander mit Quinoa-Möhren

Zutaten für 4 Personen:
600 g Zanderfilet
2–3 Eßl. Zitronensaft
Jodsalz
weißer Pfeffer, frisch gemahlen
1 große Zwiebel · 250 g Möhren
1 Eßl. Pflanzenöl (zum Beispiel Sonnenblumenöl)
200 g Quinoa
400 ml Gemüsebrühe (siehe Seite 32)
2 Eßl. Butter oder Margarine
1 Bund glatte Petersilie

Für Gäste

Zubereitungszeit: etwa 45 Min.

Pro Portion etwa:
1300 kJ/310 kcal
33 g EW · 10 g F · 21 g KH

1. Das Zanderfilet waschen, abtrocknen und in Portionsstücke schneiden. Mit Zitronensaft beträufeln, leicht salzen und pfeffern und zugedeckt kalt stellen.

2. Die Zwiebel und die Möhren schälen und in kleine Würfel schneiden. Das Öl in einem Topf erhitzen, die Zwiebel- und die Möhrenwürfel darin kurz anschwitzen.

3. Die Quinoa in einem Sieb mit kaltem Wasser abbrausen, in den Topf geben und die Brühe dazugießen. Alles gut zugedeckt 15–20 Minuten bei ganz schwacher Hitze garen.

4. Die Butter oder Margarine in einer großen Pfanne aufschäumen. Die Fischstücke darin bei mittlerer Hitze von beiden Seiten in 5–10 Minuten (je nach Dicke) goldbraun braten.

5. Die Petersilie waschen, abtrocknen und hacken.

6. Den größten Teil der Petersilie unter das Quinoa-Gemüse rühren. Das Gemüse zusammen mit dem Zander anrichten und mit der restlichen Petersilie bestreuen.

Bild oben: Garnelengratin
Bild unten:
Zander mit Quinoa-Möhren

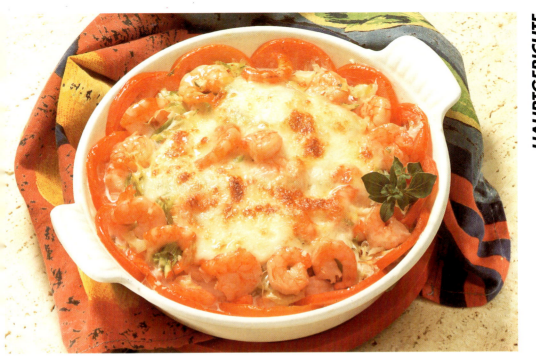
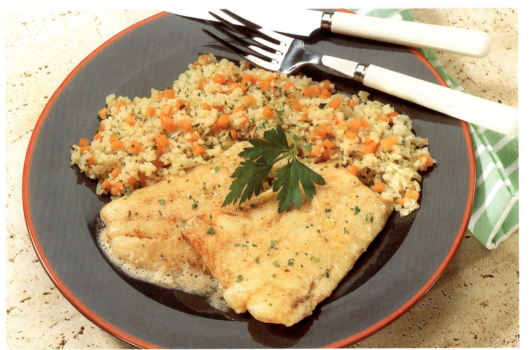

HAUPTGERICHTE

DESSERTS UND KUCHEN

**
Joghurt-Vanille-Mousse

Joghurt ist immer dann ein exzellenter Pilzgegner, wenn er noch lebende Kulturen enthält. Kaufen Sie deshalb Bio- oder Naturjoghurt, und achten Sie auf einen entsprechenden Hinweis auf die lebenden Kulturen.

Zutaten für 4–6 Personen:
4 Blatt weiße Gelatine
1 Vanilleschote
250 g Naturjoghurt
1 Eßl. Zitronensaft
1–2 Eßl. Milchzucker
1 frisches Eiweiß
100 g Sahne
2 Teel. Kakaopulver
einige frische Minzeblättchen

Für Gäste

Zubereitungszeit: etwa 20 Min. (+ mind. 3 Std. Gelieren)

Bei 6 Personen pro Portion etwa: 430 kJ/100 kcal
5 g EW · 7 g F · 6 g KH

1. Die Gelatine nach der Packungsbeschreibung etwa 5–10 Minuten in reichlich kaltem Wasser einweichen.

2. Die Vanilleschote längs aufschlitzen, das weiche Mark mit einem kleinen Messer herauskratzen. Das Mark dann mit dem Joghurt, dem Zitronensaft und dem Milchzucker glattrühren und abschmecken.

3. Die Gelatine tropfnaß in eine kleine Tasse geben, darin in einem warmen Wasserbad oder in der Mikrowelle auflösen. Die Gelatine tropfenweise mit einem Schneebesen unter den Joghurt rühren.

4. Das Eiweiß und die Sahne getrennt steif schlagen, vorsichtig unter den Joghurt heben. Die Creme mindestens 3 Stunden im Kühlschrank gelieren lassen.

5. Zum Servieren mit einem Löffel von der Mousse große Nocken abstechen, diese auf Tellern anrichten. Etwas Kakaopulver darüber sieben, mit Minzeblättchen garnieren.

*
Mohnflammeri

Zutaten für 4 Personen:
40 g Mohnsamen
400 ml Milch
2 Eßl. ungesüßtes Mandelmus (aus dem Reformhaus)
1/4 Teel. echte gemahlene Vanille (aus dem Reformhaus)
1 Eßl. Butter oder Pflanzenmargarine
2 Eßl. Milchzucker
30 g Weizenvollkorngrieß
2 frische Eiweiß
4 Eßl. Mandelblättchen

Gut vorzubereiten

Zubereitungszeit: etwa 30 Min. (+ 2 Std. Kühlen)

Pro Portion etwa: 1300 kJ/310 kcal
12 g EW · 22 g F · 17 g KH

1. Die Mohnsamen fein mahlen, mit der Milch in einen kleinen Topf geben. Die Milch zum Kochen bringen.

2. Das Mandelmus, die Vanille, die Butter oder die Margarine und den Milchzucker dazugeben, dann unter ständigem Rühren den Grieß einrieseln lassen. Den Grießpudding cremig kochen und dann in eine große Schüssel umfüllen.

3. Die Eiweiße zu steifem Schnee schlagen und den Schnee locker unter den Grießbrei heben. Die Masse in vier kalt ausgespülte Dessertförmchen füllen und darin in etwa 2 Stunden im Kühlschrank fest werden lassen.

4. Zum Servieren mit einem spitzen Messer die Flammeris vom Rand der Form lösen und auf Teller stürzen. Die Mandelblättchen in einer trockenen Pfanne goldbraun rösten und über die Flammeris streuen.

Im Bild hinten: Joghurt-Vanille-Mousse
Im Bild vorne: Mohnflammeri

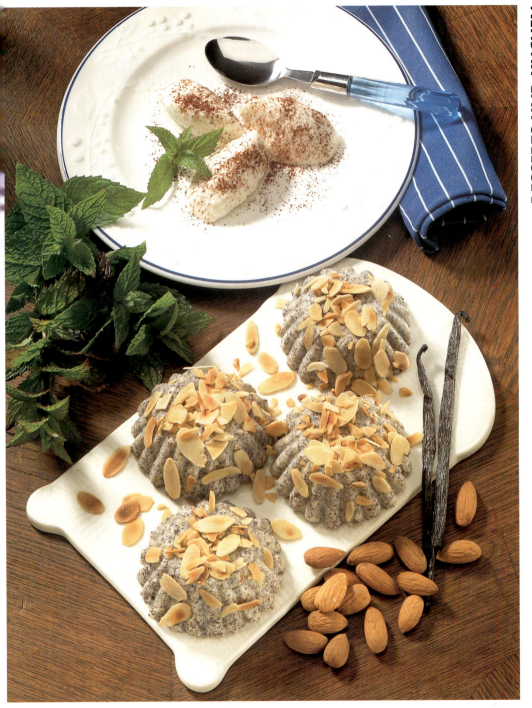

DESSERTS UND KUCHEN

DESSERTS UND KUCHEN

* Teegelee mit Minzsauce

Tee läßt sich nicht nur als Durstlöscher genießen, er kann auch zu feinen Desserts verarbeitet werden und so für Abwechslung bei den Nachspeisen sorgen. Hier wird er mit Gelatine gefestigt und mit einer pilzfeindlichen Joghurtsauce kombiniert.

Zutaten für 4 Personen:
3 EBl. schwarze Teeblättchen
2 EBl. Früchtetee
½ unbehandelte Zitrone
6 Blatt weiße Gelatine
½–1 Teel. flüssiger Süßstoff
einige frische Minzeblättchen
200 g Naturjoghurt
100 g Sahne
1 Prise Zimtpulver

Gut vorzubereiten

Zubereitungszeit: etwa 30 Min.
(+ mind. 4 Std. Gelierzeit)

Pro Portion etwa:
510 kJ/120 kcal
5 g EW · 10 g F · 4 g KH

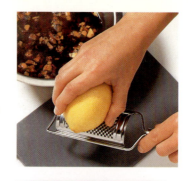

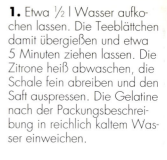

1. Etwa ½ l Wasser aufkochen lassen. Die Teeblättchen damit übergießen und etwa 5 Minuten ziehen lassen. Die Zitrone heiß abwaschen, die Schale fein abreiben und den Saft auspressen. Die Gelatine nach der Packungsbeschreibung in reichlich kaltem Wasser einweichen.

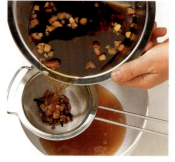

2. Den Tee durch ein feines Sieb abgießen, den Zitronensaft, die Zitronenschale und den Süßstoff unterrühren.

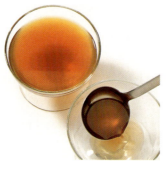

3. Die Gelatine leicht ausdrücken und unter den Tee rühren. Den Tee in vier hohe Dessertkelche füllen und darin in mindestens 4 Stunden erstarren lassen.

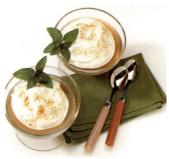

4. Zum Servieren die Minze waschen und abtrocknen. Kleine Blättchen zum Garnieren beiseite legen, die restliche Minze in sehr feine Streifen schneiden und mit dem Joghurt verrühren. Die Sahne steif schlagen und unter den Joghurt heben, diese Creme auf das Teegelee löffeln. Mit Zimt und Minzeblättchen garnieren.

* Gratinierter Zimtreis

Naturreis enthält reichlich gesunde Vitamine und Mineralstoffe, und er sorgt für einen feinen, nussigen Geschmack. Auf weißen, geschälten Reis sollten Sie während der Anti-Pilz-Diät verzichten. Auch Naturreis bitte in Maßen (nicht in Massen) genießen!

Zutaten für 4 Personen:
¼ l Milch
75 g Rundkorn-Naturreis
1 Ei
1 EBl. Milchzucker
1 Teel. Zimtpulver
2 EBl. Mandelblättchen
1 ½ EBl. Butter oder Pflanzenmargarine
Für die Formen: Fett

Preiswert

Zubereitungszeit: etwa 1 Std.

Pro Portion etwa:
770 kJ/180 kcal
5 g EW · 10 g F · 19 g KH

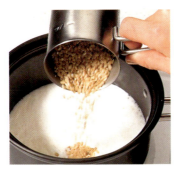

1. Die Milch in einem Topf aufkochen lassen. Den Reis hineinstreuen und bei ganz milder Hitze zugedeckt in etwa 45 Minuten ausquellen lassen. Dabei eventuell noch etwas Wasser dazugießen, falls der Reis zu trocken wird.

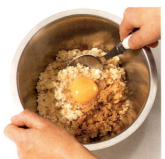

2. Den Backofen auf 225° vorheizen. Vier kleine Gratinförmchen fetten. Das Ei, den Milchzucker und das Zimtpulver gründlich unter den fertigen Milchreis rühren.

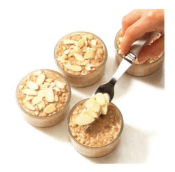

3. Den Milchreis in den Formen glattstreichen, die Mandelblättchen auf den Reis streuen.

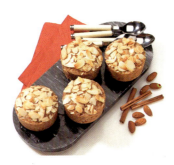

4. Die Butter oder die Margarine in Flöckchen über dem Reis verteilen. Die Gratins im Ofen (Mitte, Gas Stufe 4, Umluft 200°) etwa 10 Minuten überbacken.

Buttermilchtörtchen

Diese feinen Törtchen schmecken zum Dessert ebenso wie am Nachmittag zum Kaffee. Sie brauchen dafür nicht einmal besondere Backförmchen, die Törtchen werden einzig mit Hilfe von Tassen »gebacken«.

Zutaten für 8 Stück:
100 g Weizenvollkornmehl
50 g kalte Butter oder Pflanzenmargarine
1 Prise Jodsalz
¼ Teel. hitzebeständiger, flüssiger Süßstoff
1–2 EßI. eiskaltes Wasser
2 rosa Grapefruits
6 Blatt weiße Gelatine
300 g Buttermilch
3 Eßl. Milchzucker
150 g Schlagsahne
einige Blättchen Zitronenmelisse

Ohne Hefe
Braucht etwas Zeit

Zubereitungszeit: etwa 2 Std. (+ mind. 3 Std. Gelieren)

Pro Törtchen etwa:
920 kJ/220 kcal
5 g EW · 12 g F · 24 g KH

1. Aus dem Weizenvollkornmehl, der in Stücke geschnittenen Butter oder Margarine, dem Salz, dem Süßstoff und dem Wasser rasch einen glatten Teig kneten. Den Teig zugedeckt mindestens 30 Minuten kalt stellen.

2. Den Backofen auf 200° vorheizen. Den Mürbeteig zwischen zwei Lagen Klarsichtfolie etwa 3 mm dick ausrollen, die obere Folie abheben.

3. Mit einer Tasse mit etwa 8 cm Durchmesser acht Kreise aus dem Teig ausstechen und diese auf ein mit Backpapier belegtes Blech heben. Die Kreise mit einer Gabel einstechen, dann im Backofen (Mitte, Gas Stufe 3, Umluft 180°) etwa 20 Minuten backen.

4. Inzwischen die Grapefruits so schälen, daß auch die weißen Häutchen vollständig entfernt sind. Die Filets zwischen den Trennhäutchen herausschneiden, den abtropfenden Saft dabei auffangen.

5. Die Gelatine nach der Packungsbeschreibung in reichlich kaltem Wasser einweichen. Tropfnaß in eine Tasse geben und darin im warmen Wasserbad oder in der Mikrowelle auflösen. Die Gelatine mit einem Schneebesen unter die Buttermilch rühren.

6. Den abgetropften Grapefruitsaft und den Milchzucker ebenfalls unter die Buttermilch rühren.

7. Jeweils ein schönes Grapefruitfilet in eine Tasse legen. Die übrigen Filets etwas kleiner schneiden und unter die Buttermilch mengen. Die Sahne steif schlagen und unterheben.

8. Die Creme in acht Tassen füllen, die Mürbeteigböden darauf legen. Die Tassen mindestens 3 Stunden in den Kühlschrank stellen.

9. Zum Servieren die Tassen ganz kurz in warmes Wasser stellen, dann die Törtchen aus den Tassen stürzen und mit Zitronenmelisse garnieren.

Tip!

Wenn Sie mit Süßstoff backen, achten Sie auf die Packungsaufschrift. Der Süßstoff muß hitzebeständig sein, sonst verliert er seine Süßkraft.

Die fruchtigen Buttermilchtörtchen zergehen auf der Zunge und schmecken besonders gut an einem Sommertag.

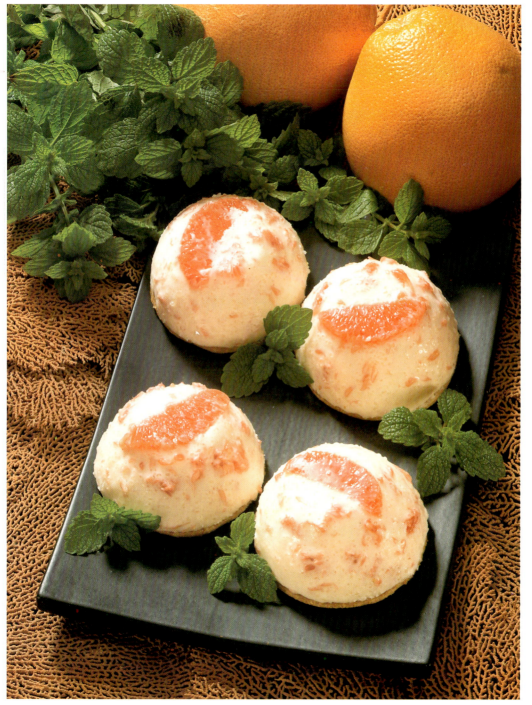

DESSERTS UND KUCHEN

Grapefruiteis

**

Zitrusfrüchte enthalten nur wenig Zucker und bieten Pilzen deshalb kaum Nahrung. Nach dem hier beschriebenen Rezept können Sie auch ein Zitroneneis zubereiten.

Zutaten für 8–10 Personen:
1 große rosa Grapefruit
150 g Naturjoghurt
1/8 l Buttermilch
1 Prise Zimtpulver
1 1/2 Eßl. Milchzucker
2 frische Eiweiß
200 g Sahne

Braucht etwas Zeit

Zubereitungszeit: etwa 30 Min. (+ Gefrierzeit)

Bei 10 Portionen pro Portion etwa:
450 kJ/110 kcal
3 g EW · 7 g F · 9 g KH

1. Die Grapefruit unter heißem Wasser gründlich abwaschen. Etwas Schale fein abreiben und den Saft auspressen.

2. Die Grapefruitschale mit dem Grapefruitsaft, dem Joghurt, der Buttermilch, dem Zimt und dem Milchzucker glattrühren.

3. Die Eiweiße und die Sahne getrennt steif schlagen und nacheinander unter die übrigen Zutaten heben. Gefrieren lassen (siehe Tip!).

Tip!

Jedes Eis läßt sich ganz einfach und problemlos in einer speziellen Eismaschine zubereiten, beachten Sie bitte die Anleitungen des Geräteherstellers.
Ohne eine Eismaschine benötigen Sie einen Gefrierschrank oder einen Kühlschrank mit Vier-Sterne-Fach. Die Eismasse wird in eine gefrierbeständige Schüssel gegeben, abgedeckt und für mindestens 4 Stunden in die Kälte gestellt. Sie sollten das Eis während des Gefrierens mehrmals gründlich mit einem Schneebesen durchrühren, um die Bildung harter Eiskristalle zu verhindern.

*

Mokkaeis

Ein Kaffee auf eisgekühlte Art rundet jedes Menü ab, er schmeckt aber auch zwischendurch als kühle Erfrischung.

Zutaten für 4–6 Personen:
100 ml starker Espresso oder sehr starker Kaffee
2 Eßl. Milchzucker
1/2 Teel. gemahlene Vanille (aus dem Reformhaus)
150 g Naturjoghurt
200 g Sahne

Braucht etwas Zeit

Zubereitungszeit: etwa 15 Min. (+ Gefrierzeit)

Bei 6 Portionen pro Portion etwa:
550 kJ/130 kcal
2 g EW · 11 g F · 5 g KH

1. Den heißen Espresso mit dem Milchzucker gut verrühren und abkühlen lassen.

2. Den kalten Espresso mit der Vanille und dem Joghurt glattrühren.

3. Die Sahne steif schlagen und unter die Espressomischung heben.

4. Die Creme gefrieren lassen (siehe Tip!).

Variante:

Nach diesem Rezept können Sie auch ein feines Schokoladeneis zubereiten. Dafür etwa 100 ml Milch mit 2–3 Eßlöffeln ungesüßtem, dunklem Kakaopulver glattrühren. Die Mischung in einem kleinen Topf unter ständigem Rühren zum Kochen bringen. Den Topf von der Kochstelle ziehen, 2 Eßlöffel Milchzucker in dem Kakao auflösen und den Kakao abkühlen lassen. Diesen Kakao statt des Espressos verwenden.

*Vanilleeis

Im Reformhaus können Sie kleine Döschen mit gemahlener, echter Vanille kaufen! Die Verwendung dieses Pulvers ist einfacher und geht schneller, als wenn Sie aus einer Vanilleschote das Mark herauskratzen.

Zutaten für 4–6 Personen:
150 g Buttermilch
1 Teel. gemahlene Vanille (aus dem Reformhaus)
2 frische Eigelb
½–1 Teel. flüssiger Süßstoff
2 frische Eiweiß
200 g Sahne

Gelingt leicht

Zubereitungszeit: etwa 20 Min. (+ Gefrierzeit)

Bei 6 Portionen pro Portion etwa: 590 kJ/140 kcal
4 g EW · 13 g F · 2 g KH

1. Die Buttermilch mit der Vanille, den Eigelben und dem Süßstoff gründlich verrühren.

2. Die Eiweiße und die Sahne getrennt steif schlagen und unter die Buttermilch heben.

3. Die Mischung gefrieren lassen (siehe Tip!).

Tip!

Für Kinder gibt es im Handel spezielle Förmchen für selbstgemachtes Eis am Stiel zu kaufen. Geben Sie die Eismasse in diese Förmchen und lassen Sie sie darin gefrieren.

*Halbgefrorene Mandelsahne

Zutaten für 4 Personen:
75 g Mandeln
150 g Naturjoghurt
1 Teel. gemahlene Vanille (aus dem Reformhaus)
3–4 Eßl. Milchzucker
200 g Sahne
1–2 Teel. Kakaopulver
einige Blättchen frische Minze

Gelingt leicht

Zubereitungszeit: etwa 30 Min. (+ etwa 1 Std. Gefrieren)

Pro Portion etwa:
1300 kJ/310 kcal
6 g EW · 27 g F · 11 g KH

1. Die Mandeln für 3–4 Minuten in kochendes Wasser geben, dann in ein Sieb abgießen, etwas abkühlen lassen und die Kerne aus den Häutchen drücken. Die Mandeln in einer trockenen Pfanne goldbraun rösten, dann wieder abkühlen lassen.

2. Etwa 50 g der Mandeln fein hacken, die übrigen Mandelkerne halbieren.

3. Die gehackten Mandeln mit dem Joghurt, der Vanille und dem Milchzucker verrühren. Die Sahne steif schlagen und unterheben.

4. Die Creme in vier gefrierbeständige Schüsselchen füllen und mit Klarsichtfolie abdecken, für etwa 1 Stunde in das Gefriergerät stellen.

5. Zum Servieren vier Dessertteller dünn mit Kakaopulver bestreuen. Die Mandelcreme mit einem spitzen Messer vom Rand der Förmchen lösen, dann auf die Teller stürzen und mit den halbierten Mandeln und der Minze verzieren.

Varianten:
Halbgefrorene Sahne können Sie immer wieder abwandeln, indem Sie die Sahne mit anderen Zutaten verfeinern. Verwenden Sie beispielsweise gehackte Walnußkerne oder Pistazien, oder versuchen Sie eine Mischung beider Sorten. Ganz besonders fein schmecken Pinienkerne und Cashewkerne, bei denen Sie keinesfalls auf das Rösten zur Verstärkung des Aromas verzichten sollten.

DESSERTS UND KUCHEN

✱ Käsekuchen

Kuchen und auch alle anderen Desserts sollten Sie als etwas Besonderes genießen – bitte nicht jeden Tag!

Zutaten für eine Springform von 26 cm Ø:
Für den Teig:
250 g Weizenvollkornmehl
125 g kalte Butter oder Pflanzenmargarine
1 Eigelb
1 Prise Jodsalz
3–4 Eßl. eiskaltes Wasser
¼ Teel. flüssiger, hitzebeständiger Süßstoff
Für die Füllung:
500 g Quark (20 % Fett i. Tr.)
1 Teel. flüssiger Süßstoff
1 Eßl. Weizenvollkornmehl
4 Eigelb
abgeriebene Schale von 2 unbehandelten Zitronen
1 Prise Zimtpulver · 4 Eiweiß
200 g Sahne

Ohne Hefe • Für Gäste

Zubereitungszeit: etwa 1 ½ Std. (+ 30 Min. Ruhezeit)

Bei 12 Stück pro Stück etwa: 1200 kJ/290 kcal
11 g EW · 19 g F · 15 g KH

1. Die Zutaten für den Teig verkneten. Den Teig zugedeckt etwa 30 Minuten kalt stellen.

2. Den Backofen auf 175° vorheizen. Den Mürbeteig zwischen zwei Lagen Klarsichtfolie zu einem etwa 30 cm großen Kreis ausrollen. Die Springform mit dem Teig auskleiden. Den Boden mit einer Gabel mehrmals einstechen. Die Form kalt stellen.

3. Für die Füllung den Quark mit dem Süßstoff, dem Mehl, den Eigelben, der Zitronenschale und dem Zimt glattrühren.

4. Die Eiweiße und die Sahne getrennt steif schlagen und unter den Quark heben.

5. Den Quark auf den Tortenboden geben und den Kuchen im Backofen (unten, Gas Stufe 2, Umluft 160°) etwa 1 Stunde backen.

✱ Apfeltarte

Zutaten für eine Tarteform von 26 cm ø:
Für den Teig:
200 g Weizenvollkornmehl
125 g kalte Butter oder Pflanzenmargarine
1 Prise Jodsalz · 1 Eigelb
2–3 Eßl. eiskaltes Wasser
¼ Teel. flüssiger, hitzebeständiger Süßstoff
Für den Belag:
500–600 g kleine, säuerliche Äpfel (zum Beispiel Boskop)
3 Eßl. Zitronensaft
200 g saure Sahne · 2 Eigelb
1 Teel. Zimtpulver
½–1 Teel. flüssiger, hitzebeständiger Süßstoff
3 Eßl. Pinienkerne

Ohne Hefe • Für Gäste

Zubereitungszeit: etwa 1 Std. (+ 1 Std. Kühlen)

Bei 12 Stück pro Stück etwa: 850 kJ/200 kcal
4 g EW · 14 g F · 16 g KH

1. Die Zutaten für den Teig verkneten. Den Teig zugedeckt etwa 1 Stunde kalt stellen.

2. Den Backofen auf 200° vorheizen. Den Mürbeteig in einer Tarteform auseinanderdrücken, auch den Rand auskleiden. Den Boden mit einer Gabel mehrmals einstechen.

3. Die Äpfel vierteln, schälen und in Spalten schneiden, sofort mit dem Zitronensaft beträufeln und dekorativ auf dem Teigboden auslegen.

4. Die saure Sahne mit den Eigelben, dem Zimt und dem Süßstoff glattrühren. Die Creme über die Äpfel träufeln. Die Pinienkerne darüber verteilen und die Tarte im Backofen (Mitte, Gas Stufe 3, Umluft 180°) 30–35 Minuten backen.

Im Bild hinten: Käsekuchen
Im Bild vorne: Apfeltarte

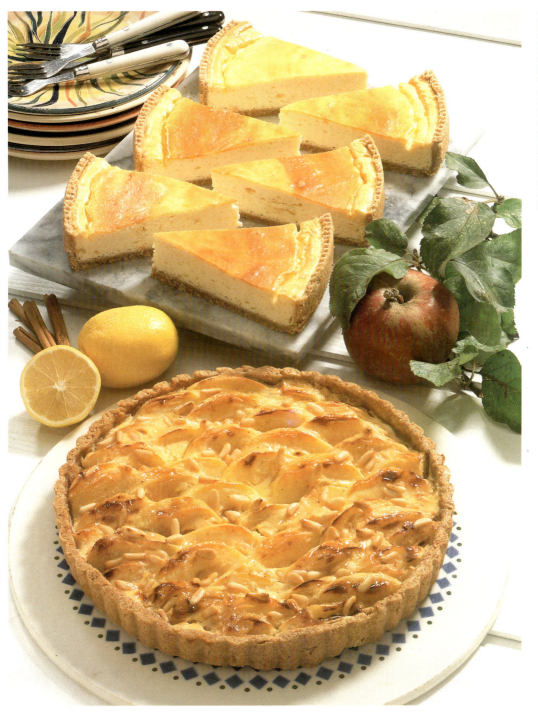

DESSERTS UND KUCHEN

REZEPT- UND SACHREGISTER

Zum Gebrauch
Damit Sie Rezepte mit bestimmten Zutaten noch schneller finden können, stehen in diesem Register zusätzlich auch wichtige Zutaten wie Buttermilch und Weißkohl – ebenfalls alphabetisch geordnet – vor den entsprechenden Rezepten.

A
Alfalfa-Avocado-Salat 36
Äpfel
  Apfeltarte 60
  Sauerkraut-Apfel-Salat 35
Avocado
  Alfalfa-Avocado-Salat 36
  Avocadocreme 16
  Scharfes Omelett 12

B
Bohnen: Putenkeulen mit Bohnen 49
Broccoli
  Broccolitörtchen 25
  Chinapfanne 25
Brotwaffeln 18
Bunter Salatteller 34
Butter: Kräuter-Sesam-Butter 18
Buttermilch
  Bunter Salatteller 34
  Buttermilchbrötchen 20
  Buttermilchtörtchen 56
  Frischkorn-Müsli 14
  Grapefruiteis 58
  Kalte Gurken-Joghurt-Suppe 33
  Kartoffel-Radieschen-Salat 34
  Vanilleeis 59

C
Chinapfanne 49

D
Dinkel
  Brotwaffeln 18
  Dinkelfladen 18
  Frischkorn-Müsli 14

F
Filet mit Meerrettichgemüse 46
Forelle: Gedünstete Forelle 41
Frischkorn-Müsli 14
Frühlingszwiebeln
  Bunter Salatteller 34
  Filet mit Meerrettichgemüse 46
  Garnelengratin 50
  Gedünstete Forelle 41
  Gemüse-Hähnchen-Pfanne 44
  Gemüserauten 28

G
Garnelen
  Garnelengratin 50
  Zucchini-Garnelen-Salat 36
Gedünstete Forelle 41
Gemüse-Hähnchen-Pfanne 44
Gemüserauten 28
Gemüsebrühe mit Grießklößchen 32
Gratinierter Zimtreis 55
Grapefruits
  Buttermilchtörtchen 56
  Grapefruiteis 58
Grieß: Gemüsebrühe mit Grießklößchen 32
Grünkern
  Grünkernburger 22
  Grünkern-Lauch-Auflauf 42
Gulasch Szegediner Art 44
Gurken: Kalte Gurken-Joghurt-Suppe 33

H
Hähnchen
  Chinapfanne 49
  Gemüse-Hähnchen-Pfanne 44

Halbgefrorene Mandelsahne 59
Hirse: Pilz-Hirse-Pfanne 48
Hühnerbrühe mit Flädle 32

I/J
Italienisches Gemüse 26
Joghurt
  Alfalfa-Avocado-Salat 36
  Broccolitörtchen 25
  Frischkorn-Müsli 14
  Gemüse-Hähnchen-Pfanne 44
  Grapefruiteis 58
  Grünkernburger 22
  Grünkern-Lauch-Auflauf 42
  Gulasch Szegediner Art 44
  Halbgefrorene Mandelsahne 59
  Joghurt-Vanille-Mousse 52
  Kalte Gurken-Joghurt-Suppe 33
  Kartoffelküchlein 22
  Kerniges Müsli 14
  Müsli mit Möhrencreme 12
  Müsli mit Sonnenblumenkernen 15
  Mokkaeis 58
  Paprikacreme 18
  Pistaziencreme 16
  Radieschensülzen 29
  Rote-Bete-Suppe 30
  Scharfes Omelett 12
  Teegelee mit Minzsauce 54

K
Kalte Gurken-Joghurt-Suppe 33
Kartoffeln
  Filet mit Meerrettichgemüse 46
  Kartoffelküchlein 22
  Kartoffel-Radieschen-Salat 34
  Kartoffeltörtchen 28
  Kartoffel-Zwiebel-Pizza 38
  Lammrolle mit buntem Gemüse 40
  Putenkeulen mit Bohnen 49

Käse-Zwiebel-Brezeln 26
Käsekuchen 60
Kerniges Müsli 14
Kräuter-Sesam-Butter 18

L
Lammrolle mit buntem
 Gemüse 40
Lauch
 Grünkern-Lauch-Auflauf 42
 Lauch-Quiche 48
Linsencreme 16

M
Meerrettich
 Filet mit Meerrettich-
  gemüse 46
 Rote-Bete-Suppe 30
Mohnflammeri 52
Möhren
 Filet mit Meerrettich-
  gemüse 46
 Gedünstete Forelle 41
 Gemüse-Hähnchen-
  Pfanne 44
 Lammrolle mit buntem
  Gemüse 40
 Müsli mit Möhrencreme 12
 Pilz-Hirse-Pfanne 48
 Rettich-Möhren-Rohkost 34
 Zander mit Quinoa-
  Möhren 50
Mokkaeis 58
Müsli mit Möhrencreme 12
Müsli mit Sonnenblumen-
 kernen 15

N
Nahrungsmittel-Tabellen 10

O/P
Obst 6
Pilz-Hirse-Pfanne 48
Pistaziencreme 16
Putenkeulen mit Bohnen 49

Q
Quinoa
 Brotwaffeln 18
 Zander mit Quinoa-
  Möhren 50

R
Radieschen
 Bunter Salatteller 34
 Kartoffel-Radieschen-
  Salat 34
 Radieschensülzen 29
Reis
 Gemüse-Hähnchen-
  Pfanne 44
 Gratinierter Zimtreis 55
 Rettich-Möhren-Rohkost 35
Rindfleisch
 Filet mit Meerrettich-
  gemüse 46
 Gulasch Szegediner Art 44
 Paprikataschen 24
 Roggen-Sauerteigbrot 20
 Roher Krautsalat (Variante) 35
 Rote-Bete-Suppe 30

S
Sauerkraut
 Gulasch Szegediner Art 44
 Sauerkraut-Apfel-Salat 35
 Säure-Basen-Haushalt 7
Schalotten
 Alfalfa-Avocado-Salat 36
 Avocadocreme 16
 Italienisches Gemüse 26
 Kartoffel-Radieschen-
  Salat 34
 Putenkeulen mit Bohnen 49
 Spargel mit Kräutersauce 45
Scharfes Omelett 12
Sesam: Kräuter-Sesam-
 Butter 18
Shiitakepilze
 Gemüserauten 28
 Pilz-Hirse-Pfanne 48
 Spargel mit Kräutersauce 45

T
Teegelee mit Minzsauce 54
Trennkost 7

U/V
Überbackene Zwiebel-
 suppe 30
Vanilleeis 59
Vollkornflocken
 Kerniges Müsli 14
 Müsli mit Möhrencreme 12

W
Weißkohl
 Weißkohl (Einführung) 6
 Chinapfanne 49
 Roher Krautsalat
  (Variante) 35

Z
Zander mit Quinoa-Möhren 50
Zucchini-Garnelen-Salat 36
Zwiebeln
 Gemüse-Hähnchen-
  Pfanne 44
 Gulasch Szegediner Art 44
 Kartoffel-Zwiebel-Pizza 38
 Käse-Zwiebel-Brezeln 26
 Lammrolle mit buntem
  Gemüse 40
 Pilz-Hirse-Pfanne 48
 Überbackene Zwiebel-
  suppe 30
 Zucchini-Garnelen-Salat 36
Zwischenmahlzeiten 6

REZEPT- UND SACHREGISTER

IMPRESSUM

Umschlag-Vorderseite: Das Rezept für Gemüse-Hähnchen-Pfanne finden Sie auf Seite 44.

Wichtiger Hinweis

Die Rezepte und Ratschläge in diesem Buch stammen von Fachleuten und sind erprobt. Die medizinische Forschung auf diesem Gebiet ist jedoch nicht abgeschlossen, und zu Einzelfragen werden auch von namhaften Wissenschaftlern abweichende Meinungen vertreten. Darüber hinaus reagiert jeder Organismus anders. Deshalb darf eine bestimmte Ernährung – beispielsweise zur Behandlung von Pilzinfektionen – ebenso wie die Einnahme eines bestimmten Medikamentes nicht ohne Rücksprache mit dem Hausarzt durchgeführt werden – informieren Sie sich bitte bei ihm.

© 1995 Gräfe und Unzer Verlag GmbH, München
Alle Rechte vorbehalten. Nachdruck, auch auszugsweise, sowie Verbreitung durch Film, Funk und Fernsehen, durch fotomechanische Wiedergabe, Tonträger und Datenverarbeitungssysteme jeder Art nur mit schriftlicher Genehmigung des Verlages.

Redaktion: Bettina Bartz
Herstellung: Jürgen Bischoff
Layout: Ludwig Kaiser
Fotos: Georg M. Wunsch
Umschlaggestaltung:
Heinz Kraxenberger
Satz: Computersatz Wirth, Regensburg
Reproduktion: ORD, Gronau

Printed in Italy

ISBN 3-7742-2687-3

Auflage 5. 4. 3.
Jahr 99 98 97 96

Angelika Ilies,
gebürtige Hamburgerin mit Wohnsitzen in Bonn und München, arbeitet engagiert und erfolgreich als freie Autorin und Food-Journalistin. Der Start in die Karriere begann direkt nach dem Ökotrophologiestudium – mit einem Umweg über London, wo sie in einem renommierten Verlag Redaktionsalltag erlebte und gleichzeitig die internationale Küche beschnupperte. Zurück im eigenen Land, verstärkte sie das Kochressort der größten deutschen Foodzeitschrift. Seit 1989 arbeitet sie als freie Food-Journalistin, insbesondere im ernährungswissenschaftlichen Bereich.

Dr. med. Eva-Maria Kraske
ist Ärztin für Allgemeinmedizin, Naturheilverfahren. Sie studierte in München und wurde in Freudenstadt und Hannover in Naturheilverfahren ausgebildet. Seit 1990 arbeitet sie in eigener Praxis.